U0332667

本书由广州实验室应急攻关项目

EPKG21-29、EPKG21-31

资助出版

刘晋新　唐小平　雷春亮　主编

# SARS-CoV-2 Delta
# 变异株感染 影像与临床

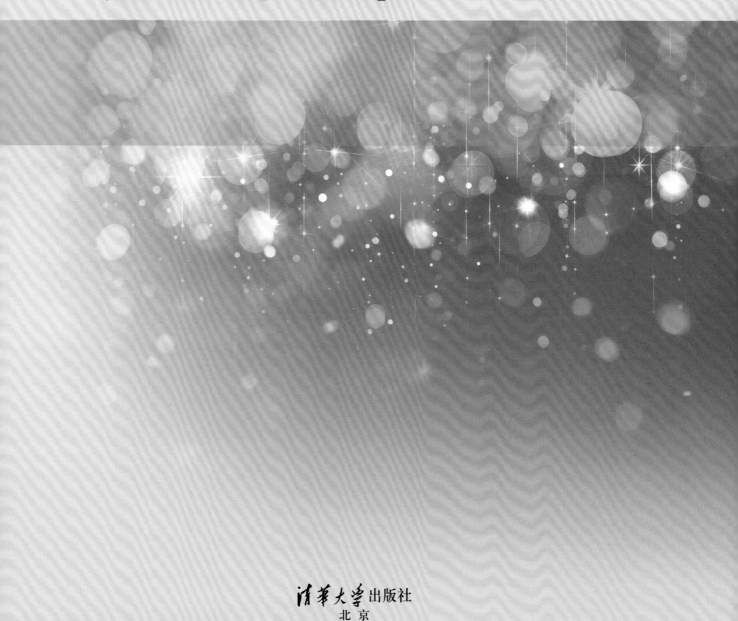

清华大学出版社
北　京

## 内 容 简 介

本书总结了广州医科大学附属市八医院（原广州市第八人民医院）2021年SARS-CoV-2 Delta变异株感染的166例确诊病例的影像资料，结合临床详细分析了其中50例患者的788幅图片的影像表现。本书内容涵盖了SARS-CoV-2 Delta变异株感染确诊病例不同阶段的影像资料，主要展示了SARS-CoV-2 Delta变异株感染所致COVID-19全程的CT影像表现及临床特点，特别是结合实验室的研究，诠释了国内首次SARS-CoV-2 Delta变异株感染疫情的传播链及疾病的演变全程。本书可供临床影像医师和广大医疗工作者参考。

**图书在版编目（CIP）数据**

SARS-CoV-2 Delta 变异株感染：影像与临床 / 刘晋新，唐小平，雷春亮主编. —北京：清华大学出版社，2022.7
ISBN 978-7-302-59647-9

Ⅰ.①S… Ⅱ.①刘…②唐…③雷… Ⅲ.①新型冠状病毒肺炎 – 影像诊断 Ⅳ.① R512.93

中国版本图书馆 CIP 数据核字（2022）第 117690 号

责任编辑：李　君
封面设计：何凤霞
责任校对：李建庄
责任印制：宋　林

出版发行：清华大学出版社
　　　　　网　　址：http://www.tup.com.cn, http://www.wqbook.com
　　　　　地　　址：北京清华大学学研大厦A座　　邮　　编：100084
　　　　　社总机：010-83470000　　　　　邮　　购：010-62786544
　　　　　投稿与读者服务：010-62776969, c-service@tup.tsinghua.edu.cn
　　　　　质量反馈：010-62772015, zhiliang@tup.tsinghua.edu.cn
印 刷 者：北京博海升彩色印刷有限公司
经　　销：全国新华书店
开　　本：210mm×285mm　　印　　张：10　　　　　字　　数：338千字
版　　次：2022年7月第1版　　　　　　　　　　　印　　次：2022年7月第1次印刷
定　　价：238.00元

产品编号：094950–01

# 编委名单

主　编　刘晋新　唐小平　雷春亮

副主编　张烈光　李　锋　胡凤玉　邓西龙

编　委　(按姓氏拼音排序)

王亚萍　广州医科大学附属市八医院

韦小玉　广东省人民医院

谢树怡　广州医科大学附属市八医院

杨彦鸿　广州医科大学附属市八医院

余成成　广州医科大学附属市八医院

张　辉　广州医科大学附属市八医院

张烈光　广州医科大学附属市八医院

张志平　广州医科大学附属市八医院

# 前 言

2021 年 5 月 21 日，突如其来的 SARS-CoV-2 Delta 变异株（简称"Delta 变异株"）传播的本土疫情，使广州医科大学附属市八医院（简称"市八医院"）又一次回到了"临战"状态。引发本轮广州市本土疫情的 Delta 变异株是有史以来毒力最强的毒株之一，它引发的感染起病急、进展快是始料未及的。5 月 21 日之后，166 名感染者陆续被送至市八医院，最高峰时有 15 个病区投入救治。全体医务人员日夜值守、全力奋战，经过大家的不懈努力，使这 166 名 Delta 变异株的感染者得以在 7 月 8 日全部转阴康复，全部感染病例零死亡。这一成绩的取得是来之不易的，其中的艰辛只有我们作为"市八人"才能明白。

5 月 21 日至 7 月 8 日的 49 天，是我们的人生中难以忘怀的 49 天。在这些日子里，市八人承受着难以言表的压力，以生命赴使命，用大爱护众生，以我们单薄的身躯撑起了广州的一片蓝天，用个人的付出谱写了挽救生命的战歌。

市八医院是 2003 年抗击 SARS 的主战场，自从新冠肺炎疫情发生以来，市八医院一直奋战在医疗救治的最前沿，从广州市定点医院之一到唯一的集中收治医院，在严防境外疫情输入阶段又成为广州市疫情防控最后一道堡垒和防线。在广州市这轮 Delta 变异株感染的疫情发生以前，市八医院已累计收治新冠确诊患者和无症状感染者 2835 人，救治成功率为 99.96%，是全国收治新冠患者数量最多、连续收治时间最长的医院。但是艰苦付出的同时也使我们积累了丰富的、宝贵的诊治经验，为抗击疫情提供了有力的技术保障。

因为这轮疫情是国内首次与 Delta 变异株的正面交锋，Delta 变异株感染的传播途径、临床过程、影像变化都有一定的特点及规律，为了及时提供给专业医师对 Delta 变异株的认识，抗击新冠肺炎疫情，我们将这 166 例 Delta 变异株感染病例的影像表现进行总结，特别是将其中典型的、有代表性的50 个病例的详细资料贡献给同道，希望能对大家的临床诊断救治工作有一定的帮助。

刘晋新　唐小平　雷春亮
2021 年 11 月 18 日

# 目　录

# 第1章 总　论

本世纪近 20 年的时间，全球范围内先后有 3 次冠状病毒感染暴发，分别为 2003 年的严重急性呼吸综合征冠状病毒（SARS-CoV）、2012 年的中东呼吸综合征冠状病毒（MERS-CoV）和 2020 年年初的新型冠状病毒肺炎（COVID-19，简称"新冠"）冠状病毒，即严重急性呼吸综合征冠状病毒 2 型（severe acute respiratory syndrome coronavirus 2，SARS-CoV-2）[1]。冠状病毒家族门类较多，人群中也存在 4 种可导致温和的上呼吸道疾病的冠状病毒，即 HCoV-OC43、HCoV-229E、HCoV-NL63 和 HCoV-HKU1。

上述冠状病毒均可通过上呼吸道感染，引起的临床症状各不相同。SARS-CoV-2 主要感染呼吸系统，可引起发热、干咳、呼吸困难、肺功能减退和肺纤维化等肺部异常；此外，其他器官也可能受累，如心脏、鼻窦等，出现头痛、头晕、全身无力及呕吐腹泻等症状。这类症状在不同人群中存在异质性，部分患者可表现为无症状，而部分患者会因严重缺氧而导致急性呼吸窘迫综合征（ARDS），甚至危及生命。

SARS-CoV-2 已在全球广泛传播，目前，据美国约翰·霍普金斯大学发布的实时统计数据显示，几乎所有的国家和地区都已经报告了 COVID-19 病例，累计确诊病例超过 2.5 亿例，死亡人数超过 500 万。为遏制病毒传播，全球范围展开了疫苗接种，但是在已接种疫苗的地区，即使是疫苗接种率最高的以色列，病毒突破感染也不断发生，新冠疫情持续存在，目前看不到病毒流行被有效遏制的趋势。

SARS-CoV-2 是一种单股正链 RNA 病毒。SARS-CoV-2 的基因组包括结构蛋白（SP）基因和非结构蛋白（NSP）基因两大类。结构蛋白包括 E（包膜蛋白）、M（膜蛋白）、S（刺突蛋白）和 N（核衣壳蛋白），是组成病毒颗粒的主要成分。非结构蛋白由 *ORF1a*、*ORF1b*、*ORF3a*、*ORF6*、*ORF7a*、*ORF7b*、*ORF8* 和 *ORF10* 基因编码，主要负责病毒复制，对抗宿主的免疫控制[2]。与其他 RNA 病毒类似，新冠病毒基因在复制过程中由于错配修复机制不严谨，造成在复制过程中产生较高的突变率，病毒基因组更容易累积突变。截至 2021 年 5 月初，报告了超过 140 万个序列，其中 3913 个主要代表性突变体基因序列已被鉴定，并被纳入由全球共享所有流感数据倡议组织（Global Initiative of Sharing All Influenza Data，GISAID）运营的全球新型冠状病毒序列数据库。有些病毒突变可能是无义突变，不影响蛋白序列；有些突变可以导致蛋白序列改变，但是不一定造成表型改变；只有部分突变可导致表型改变。S 蛋白突变导致了目前大多数具有临床影响的关联株（variant of concerns，VOCs）。直到 2021 年 6 月 25 日，世界卫生组织（WHO）确定了 4 种病毒变异株，包括 B.1.1.7、B.1.351、P.1 和 B.1.617.2。其中，B.1.617.2 变异株（又称"Delta 变异株"或"Delta 株"），最初于 2020 年 10 月在印度出现，是目前在全球最令人注目和担忧的病毒。根据 GISAID 数据库的最新数据，截至 2021 年 7 月 4 日，英国、新加坡、印度尼西亚和俄罗斯 Delta 变异株的感染率分别为 95.8%、95.1%、92.2% 和 89.0%。Delta 变异株的 3 个关键突变位点（包括 L452R、P681R 和 T478K）都位于 S 蛋白上。S 蛋白上的突变增强了受体结合区域（receptor binding domain，RBD）与宿主 ACE2 受体结合亲和力，导致 Delta 变异株的传播性增加了 97%。在印度曾有每天超过 40 万例甚至更多新病例报道的记录。与 B.1.1.7 变异株相比，B.1.617.2 变异株感染患者出现肺炎的住院率增加了 1 倍；另外发现，存在 5 种或 5 种以上基础疾病的患者入院风险更高[3]。全球大多数地区的 Delta 变异株与其他病毒株同时流行，单一 Delta 变异株流行特点和临床特征很少报道。

最近，Delta 变异株疫情在广东省爆发，广州市是病例最多的地区。截至 6 月 23 日，广东省共有 167 例确诊病例，涉及 4 个城市[4]。笔者所在的广州医科大学附属市八医院是华南地区最大的传染病医院，也是广州市本土和输入新冠病例的唯一定点收治医院，报道了 2021 年广州市 159 例本土病例的临床特征，其中 157 例具有完整且清晰的传播链（图 1-1）[5]。2021 年 5 月 21 日，广东省疾病预防中心确诊第 1 例 75 岁女性 COVID-19 患者，SARS-CoV-2 全基因组测序确认为 Delta VOC（B.1.617.2），即 Delta 变异株。病毒主要是通过人们直接接触和间接近距离接触如一起吃饭、家庭聚集和社区活动而传播。笔者观察到共同用餐传播（30.8%）最频繁，其次是家庭接触（29.6%），再次为社区传播（18.2%）和其他传播（包括工作和社交接触，21.4%）。

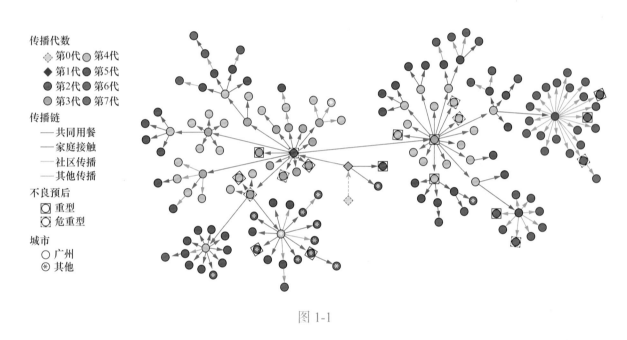

图 1-1

图 1-1 为广州市 SARS-CoV-2 Delta 变异株的流行病学传播链。该网络中包括了 157 名感染的患者，每一代传播形成都以不同颜色的菱形或圆形显示。第 1 代患者（菱形，红色）在中间，彩色箭头表示不同的传输路线，重型（虚线）和危重型（实线）患者被标记为正方形，星号指在其他城市或前往其他城市的患者。

笔者进一步比较了 2020 年 SARS-CoV-2 WT（SARS-CoV-2 wild type）株（简称"WT 株"）和 2021 年广州 Delta 变异株感染患者的临床数据，发现 Delta 变异株表现出以下特点。

## 一、2021 年广州 Delta 变异株传播速度更快

图 1-2 展示了第 1~5 代代表性病例的临床病程。第 1 个病例（gz4925 为病例编号，后同）于 2021 年 5 月 18 日出现症状，在症状发生 4 天后首次检测到 SARS-CoV-2 核酸阳性。2021 年 5 月 19 日，病例 gz4925 将病毒传播给第 2 代病例 gz5087，后者是导致第 3 代感染的危重型患者。病例 gz5088 是第 3 代中最早出现症状的患者，并与第 4 代病例 gz5157 的感染有关。第 5 代症状出现的最早日期发生在 2021 年 5 月 29 日。总之，Delta 变异株在短短 10 天内传播了 5 代，表明 Delta 变异株传染性更强。

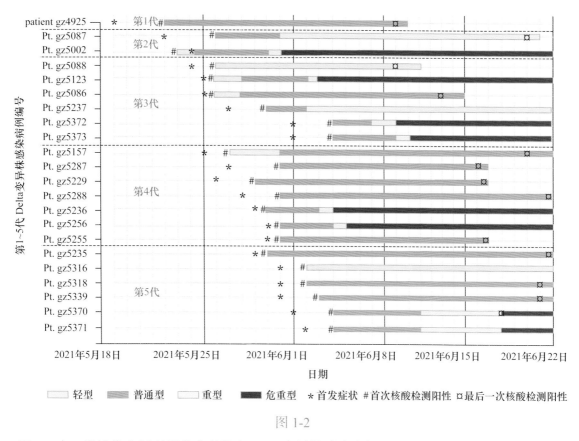

图 1-2

图 1-2 中，纵轴代表新型冠状病毒肺炎 Delta 变异株感染病例（patient，Pt.）编号，展示了第 1～5 代传播情况；横轴显示了病例（轻型、普通型、重型和危重型）临床症状的时间轴。星号（＊）表示患者报告出现症状的第 1 个时间点；首次检测出核酸阳性（＃）和最后检测出核酸阳性（¤）分别代表病毒 RNA 阳性的第 1 个和最后一个时间点。

## 二、2021 年 Delta 变异株较 2020 年 WT 株潜伏期更短

在 Delta 变异株组危重型病例中，60 岁（含）以上老年人的比例高于 WT 株组（100% vs 69.2%）（图 1-3A、B）。Delta 变异株的潜伏期明显短于 WT 株（中位数 4.7 天 vs 6.3 天，$P<0.001$）（图 1-3C）。进一步分析显示，非严重组 Delta 变异株患者的病毒潜伏期明显短于 WT 株（4.0 天 vs 6.0 天，$P<0.001$）（图 1-3D）。

## 三、与 WT 株相比，Delta 变异株病毒载量更高，核酸转阴时间更长

Delta 变异株和 WT 株的病毒载量峰值（最低 ORF1A/B 值）和动态变化见图 1-4A～H，Delta 变异株的病毒载量峰值显著高于 WT 株（中位数 20.6 vs 34.0，$P<0.001$）（图 1-4A），在非重型、重型和危重型患者中可观察到同样的差异（图 1-4B～D）。两组患者病毒载量随时间推移都呈现逐渐下降的趋势。Delta 变异株病毒脱落时间和核酸转阴时间（Ct 值＞40）均较 WT 株明显延长（图 1-4E）。这种病毒载量变化也出现在不同病例分型中。

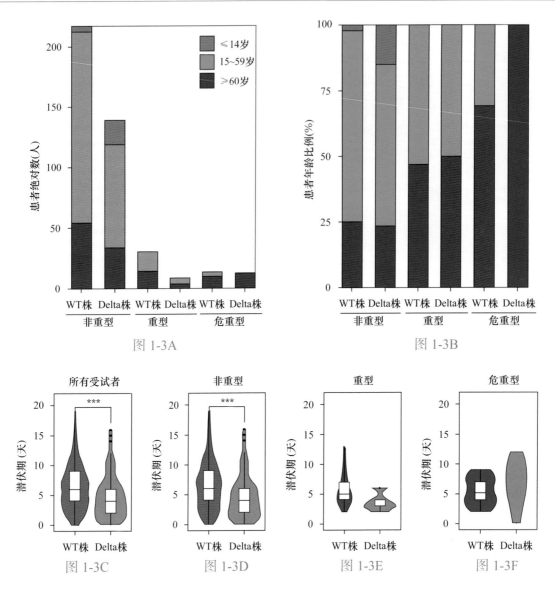

图 1-3A

图 1-3B

图 1-3C　　　　图 1-3D　　　　图 1-3E　　　　图 1-3F

　　图 1-3A～F 为 SARS-CoV-2 WT 株或 Delta 变异株患者的年龄组和潜伏期，显示了年龄≤14 岁、15～59 岁和年龄≥60 岁 3 个年龄组患者的绝对数量（图 1-3A）和比例（图 1-3B）；威尔科克森（Wilcoxon）符号秩检验显示：所有受试者（图 1-3C）、非重型（图 1-3D）患者的潜伏期统计数据（P＜0.001）有显著性差异，标注为 3 个星号（＊＊＊）；重型（图 1-3E）和危重型（图 1-3F）（P＞0.05）无统计学差异。

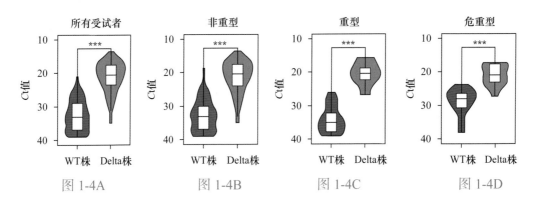

图 1-4A　　　　图 1-4B　　　　图 1-4C　　　　图 1-4D

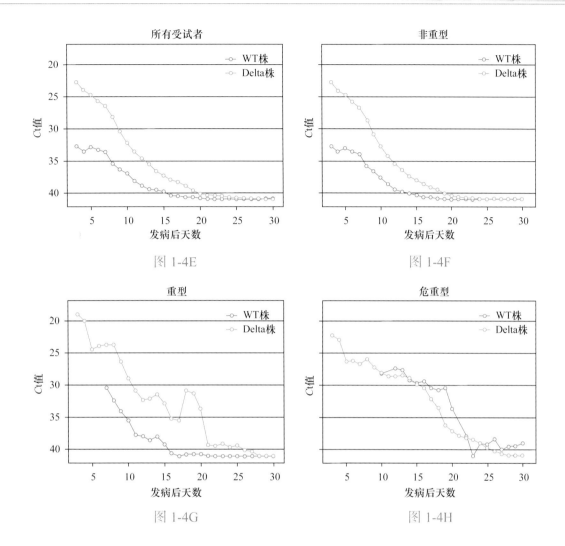

图 1-4E                           图 1-4F

图 1-4G                           图 1-4H

图 1-4A～H 为在感染 SARS-CoV-2 WT 株或 Delta 变异株的 COVID-19 住院患者中，*ORF1a/b* 基因的病毒载量和动态变化，"小提琴"图显示住院期间最高病毒载量的 *Ct* 值。

总之，与 SARS-CoV-2 WT 株相比，Delta 变异株传播更快、潜伏期更短、病毒载量更高及病毒脱落时间更长。因此，对于 Delta 变异株，快速追踪、隔离和全市核酸筛查等非常重要。

本轮广州疫情新冠病毒 Delta 变异株感染，各年龄段均易感；患者病情进展迅速，感染者一旦发病，在较短时间内即可出现肺炎表现。60 岁以上老人重型 / 危重型比例高，儿童以轻型普通型为主，无重型 / 危重型。

本轮广州疫情新冠病毒 Delta 变异株患者高分辨率 CT（HRCT）主要表现：肺内单发或多发的磨玻璃样密度影、磨玻璃样密度影合并局部实变影、小叶中心结构增厚及小叶内间隔增厚，条索灶；淋巴结增大少见；肺内病灶在各期均主要分布于胸膜下和（或）肺外围，可向中内肺野蔓延，沿支气管血管束分布。当影像达到高峰时，肺内病灶广泛，主要表现为双肺多叶磨玻璃样密度影病灶融合并实变[6]。

首次肺部 CT 表现以磨玻璃样密度影为主，多位于胸膜下，表现为磨玻璃样密度影与多种病变形态共存，大多数患者表现为胸膜下分布的多肺叶、多肺段受累，由于肺间质的进一步损伤，形成病灶内小叶间隔及小叶内间隔逐渐增厚并与磨玻璃样密度影叠加，形成典型的铺路石征，且病灶内血管由于炎性细胞浸润常呈充血扩张表现。

本轮疫情 Delta 变异株儿童感染比例增高，无症状感染者比率较高，肺炎的发生率及病毒对儿童的致病能力低，且 CT 显示肺炎程度较轻，病灶主要表现为局灶性磨玻璃样密度影，主要分布于胸膜下，单肺叶、肺段受累为主。经过治疗后儿童患者预后良好，CT 显示肺炎病灶可完全吸收。

　　本轮疫情 Delta 变异株感染绝大部分老年病例于入院 3～5 天后 CT 检查显示病变进展，主要表现为病灶数目增多、范围增大、密度增高，在磨玻璃样密度影的基础上出现实变影、反晕征、铺路石征及蜂窝状改变，并且随着病情进展可出现胸腔积液、心包积液；而重型 / 危重型病例出现上述病变的征象更为显著、概率也较高，双肺间质性改变非常明显。

　　因此，早发现、早隔离、早检查（及时行 CT 检查），对患者的诊断、治疗及预后具有重要意义。

（李　锋　王亚萍　刘晋新　唐小平　雷春亮　胡凤玉）

# 参 考 文 献

［1］ ZHU N, ZHANG D Y, WANG W L, et al. A novel coronavirus from patients with pneumonia in China, 2019 [J]. The New England Journal of Medicine, 2020, 382(8): 727-733.

［2］ O'LEARY V B, DOLLY O J, HÖSCHL C, et al. Unpacking Pandora from its box: deciphering the molecular basis of the SARS-CoV-2 coronavirus [J]. Int J Mol Sci, 2020, 22(1):386.

［3］ SHEIKH A, MCMENAMIN J, TAYLOR B, et al. SARS-CoV-2 Delta VOC in Scotland: demographics, risk of hospital admission, and vaccine effectiveness[J]. Lancet, 2021, 397: 2461-2462.

［4］ ZHANG M, XIAO J, DENG A, et al. Transmission dynamics of an outbreak of the COVID-19 Delta variant B.1.617.2 - Guangdong Province, China, May-June 2021[J]. China CDC Wkly, 2021, 3(27): 584-586.

［5］ WANG Y, CHEN R, HU F, et al. Transmission, viral kinetics and clinical characteristics of the emergent SARS-CoV-2 Delta VOC in Guangzhou, China[J]. EClinicalMedicine, 2021, 40: 101129.

［6］ 余成成，杨彦鸿，胡天丽等. 新型冠状病毒 B.1.617.2 变异株感染者高分辨率 CT 与临床特点［J］. 中华放射学杂志，2021，55（10）：1054-1058.

# 第 2 章　典型传播链下 SARS-CoV-2 Delta 变异株感染的临床及影像表现

在本次广州暴发的疫情中，大多数患者均为家庭聚集性传播，且重症、危重症病例多为老年人。病毒在人群中可传播至 5 代或 5 代以上，不同代际的患者又有不同的临床及影像表现。本章主要展示两条典型传播链下 COVID-19（新型冠状病毒肺炎）患者的临床及影像表现，动态展示患者在疾病进程中肺部病变的变化情况（图 2-1）。在传播链 A 中（病例 2-1～病例 2-5），仅 1 例患者（第 2 代）被诊断为重型肺炎，其余 4 例患者均被诊断为普通型肺炎。入院时，2 例患者肺部未见异常，2 例表现为单肺病变，1 例表现为双肺病变，最常见的胸部 CT 影像表现为磨玻璃样密度影，可伴小叶间隔增厚。疾病进展期，5 例患者均表现为双肺病变，病变主要表现为双肺多发实变影及磨玻璃样密度影，可合并胸腔积液。疾病恢复期，5 例患者肺部病变均有不同程度吸收，影像表现以磨玻璃样密度影及条索影为主，胸腔积液未见显示。在传播链 B 中（病例 2-2、病例 2-6～病例 2-9），1 例患者被诊断为重型肺炎，1 例患者被诊断为危重型肺炎，其余 2 例患者均被诊断为普通型肺炎。入院时，1 例患者肺部未见异常，其余 3 例均表现为双肺多发病变，最常见的胸部 CT 影像表现为磨玻璃样密度影，可合并局灶性肺实变。疾病进展期，病变主要表现为双肺多发实变影。疾病恢复期，4 例患者肺部病变均有不同程度吸收，影像表现同样以磨玻璃样密度影及条索影为主，胸腔积液未见显示。

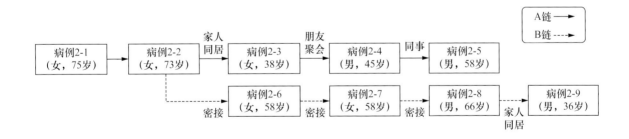

图 2-1　两条典型 Delta 变异株感染传播链

## 病例 2-1

患者，女，75 岁，因"发热 3 天，咳嗽、咳痰 1 天"入院。流行病学史：患者否认新冠肺炎疑似或确诊病例接触史、否认国内外新冠肺炎中高风险地区旅居史，患者发病当天曾与家人在当地一间餐厅聚餐。实验室检查：外周血白细胞总数 $3.29 \times 10^9$/L、淋巴细胞绝对值 $0.71 \times 10^9$/L、C- 反应蛋白 11.22mg/L、血浆 D- 二聚体 0.44mg/L FEU（纤维蛋白原当量）、乳酸脱氢酶 258U/L、血氧饱和度 98%。临床诊断为新型冠状病毒性肺炎（普通型）。患者分别于发病第 3 天、第 8 天、第 14 天及第 23 天行胸部 CT 检查，如图 2-1A～X 所示。

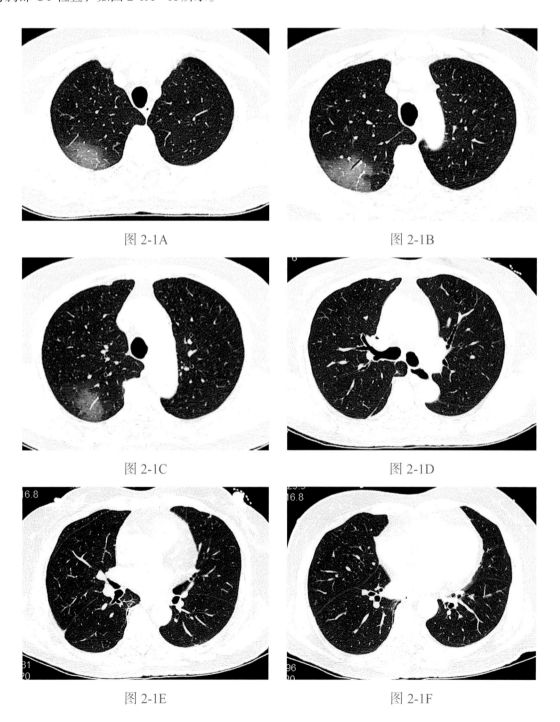

图 2-1A          图 2-1B

图 2-1C          图 2-1D

图 2-1E          图 2-1F

　　发病第 3 天胸部 CT：右肺上叶后段胸膜下斑片状磨玻璃样密度影，边缘不清，肺血管影增粗（图 2-1A～F）。

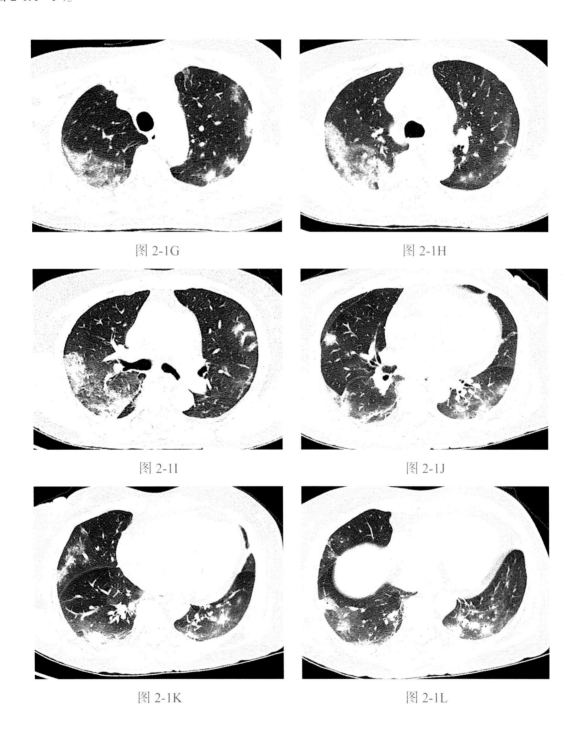

图 2-1G　　　　　　　　　　　　　　　图 2-1H

图 2-1I　　　　　　　　　　　　　　　图 2-1J

图 2-1K　　　　　　　　　　　　　　　图 2-1L

　　发病第 8 天胸部 CT（影像高峰期）：双肺新增多发斑片状磨玻璃样密度影，伴局灶性肺实变，病灶主要分布于胸膜下区域（图 2-1G～L）。

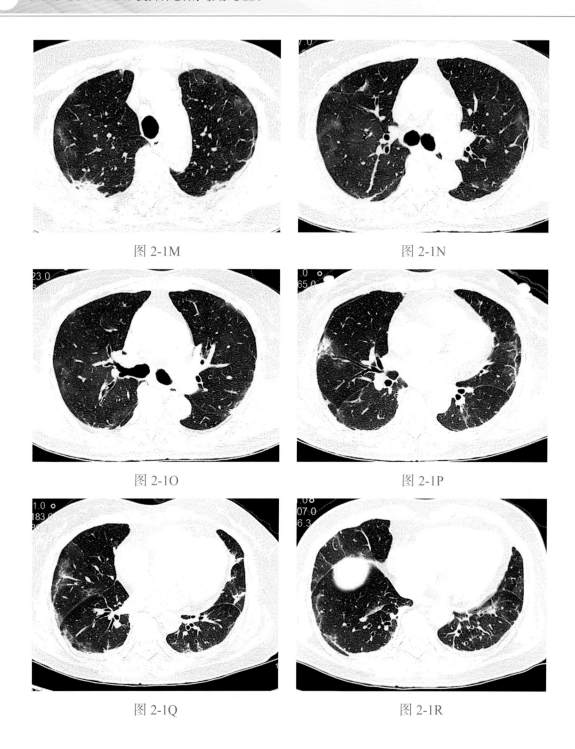

图 2-1M                          图 2-1N

图 2-1O                          图 2-1P

图 2-1Q                          图 2-1R

　　发病第 14 天胸部 CT：双肺多发斑片状磨玻璃样密度影及实变影，病灶较前明显减少，左肺上叶舌段、双肺下叶见多条胸膜下曲线影（图 2-1M～R）。

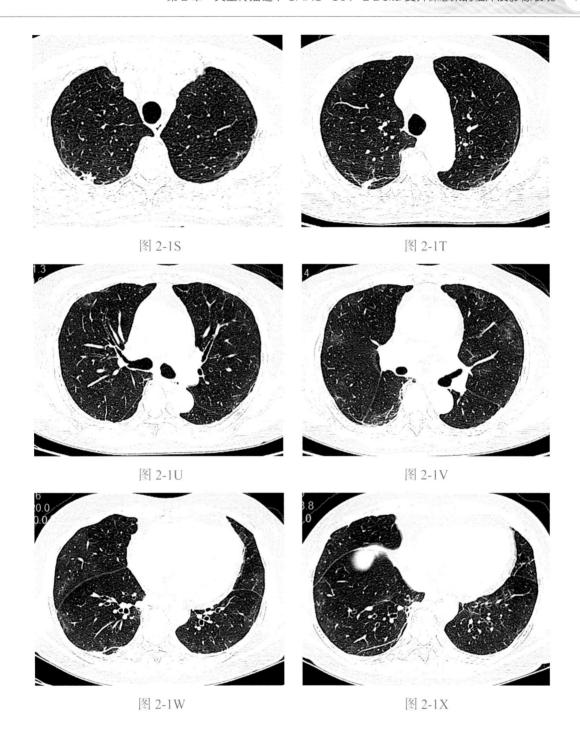

图 2-1S

图 2-1T

图 2-1U

图 2-1V

图 2-1W

图 2-1X

　　发病第 23 天胸部 CT：双肺多发斑片状磨玻璃样密度影进一步减少，双肺见多发胸膜下曲线影（图 2-1S～X）。

## 病例 2-2

　　患者，女，73 岁，因"咳嗽、咳痰 4 天，发热 1 天"入院。流行病学史：患者发病前 3 天曾与病例 2-1 在同一间餐厅有过多次短暂接触，且全程均未佩戴口罩。实验室检查：外周血白细胞总数 $4.78×10^9$/L、淋巴细胞绝对值 $0.70×10^9$/L、C- 反应蛋白<10mg/L、血浆 $D-$ 二聚体 0.59mg/L FEU、乳酸脱氢酶 327U/L，肌酸激酶 455U/L、血氧饱和度 98%。入院时临床诊断为新型冠状病毒性肺炎（普通型）；患者于发病第 7 天临床症状加重，氧合指数达 162mmHg，诊断为重型肺炎。患者分别于发病第 4 天、第 12 天、第 20 天及第 26 天行胸部 CT 检查，如图 2-2A～X 所示。

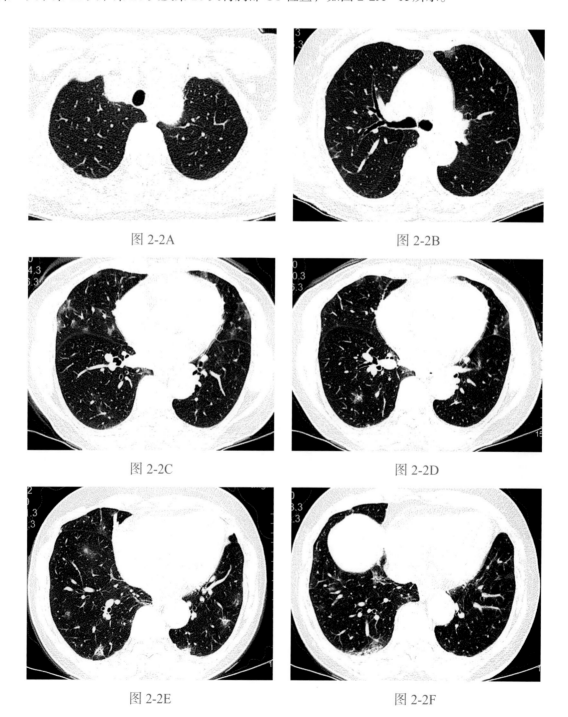

图 2-2A　　　　　　　　　　　　图 2-2B

图 2-2C　　　　　　　　　　　　图 2-2D

图 2-2E　　　　　　　　　　　　图 2-2F

发病第 4 天胸部 CT：双肺多发结节状、斑片状磨玻璃样密度影，病灶分布于支气管血管束周围及胸膜下区，伴右肺下叶后基底段小叶内间隔增厚（图 2-2A～F）。

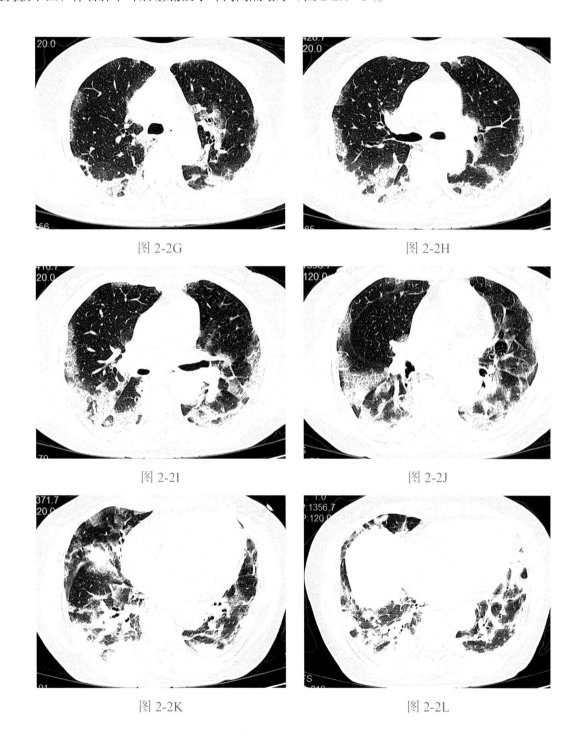

图 2-2G

图 2-2H

图 2-2I

图 2-2J

图 2-2K

图 2-2L

发病第 12 天胸部 CT（影像高峰期）：双肺弥漫多发斑片状磨玻璃样密度影、实变影及粗大条索影，伴小叶间隔及小叶内间隔增厚（图 2-2G～L）。

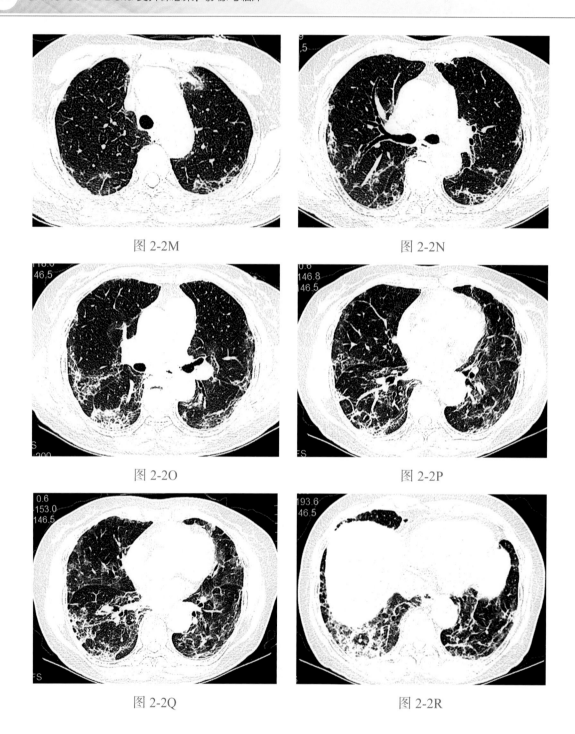

图 2-2M

图 2-2N

图 2-2O

图 2-2P

图 2-2Q

图 2-2R

发病第 20 天胸部 CT：双肺多发斑片状磨玻璃样密度影及实变影进一步减少，双肺弥漫多发条索影，边缘不清，伴小叶间隔及小叶内间隔增厚（图 2-2M～R）。

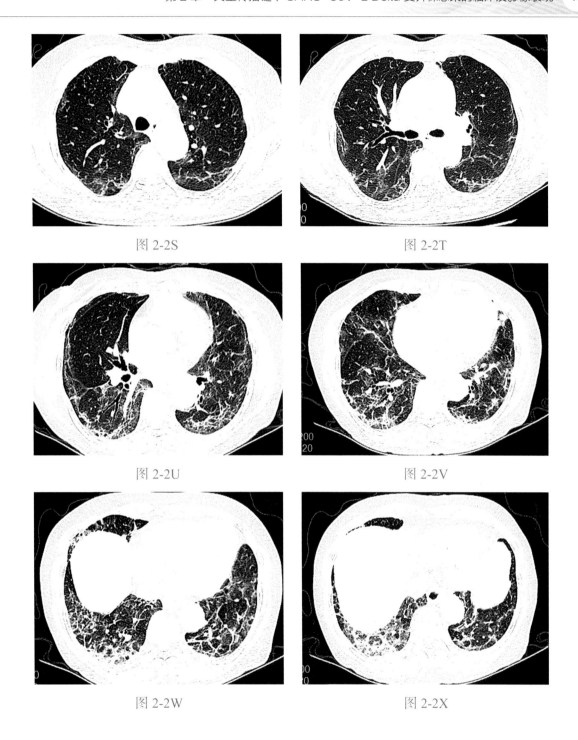

图 2-2S　　　　　　　　　　　　　　　　图 2-2T

图 2-2U　　　　　　　　　　　　　　　　图 2-2V

图 2-2W　　　　　　　　　　　　　　　　图 2-2X

　　发病第 26 天胸部 CT：双肺弥漫多发斑片状磨玻璃样密度影及实变影较前进一步减少，双肺条索影亦较前减少，小叶间隔及小叶内间隔增厚程度较前减轻（图 2-2S～X）。

### 病例 2-3

患者，女，38 岁，因"发热、咳嗽 1 天"入院。流行病学史：患者为病例 2-2 的家人，发病前与病例 2-2 共同居住。实验室检查：外周血白细胞总数 7.53×10⁹/L、淋巴细胞绝对值 1.13×10⁹/L、C- 反应蛋白<10mg/L、血浆 *D*- 二聚体 0.49mg/L FEU、乳酸脱氢酶 165U/L、血氧饱和度 98%。患者入院时临床诊断为新型冠状病毒性肺炎（轻型），后因发病第 7 天胸部 CT 提示阳性结果，转为普通型。患者分别于发病第 1 天、第 7 天、第 14 天及第 29 天行胸部 CT 检查，如图 2-3A～P 所示。

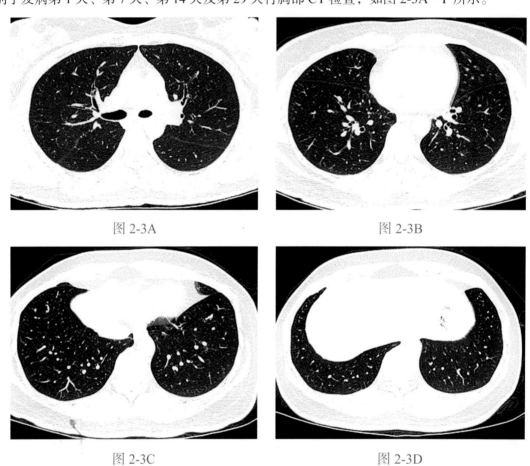

图 2-3A                图 2-3B

图 2-3C                图 2-3D

发病第 1 天胸部 CT：双肺未见明显异常（图 2-3A～D）。

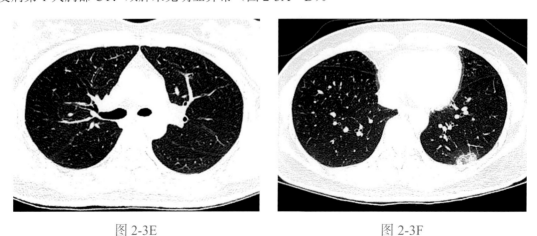

图 2-3E                图 2-3F

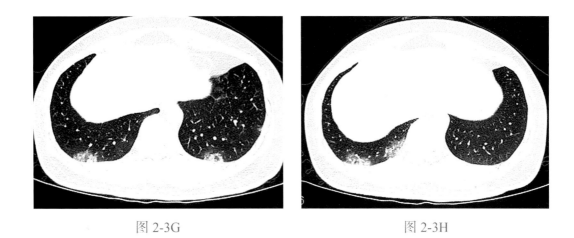

图 2-3G　　　　　　　　　　　　图 2-3H

发病第 7 天胸部 CT（影像高峰期）：双肺下叶多发斑片状磨玻璃样密度影，边缘不清，病灶分布于胸膜下区（图 2-3E～H）。

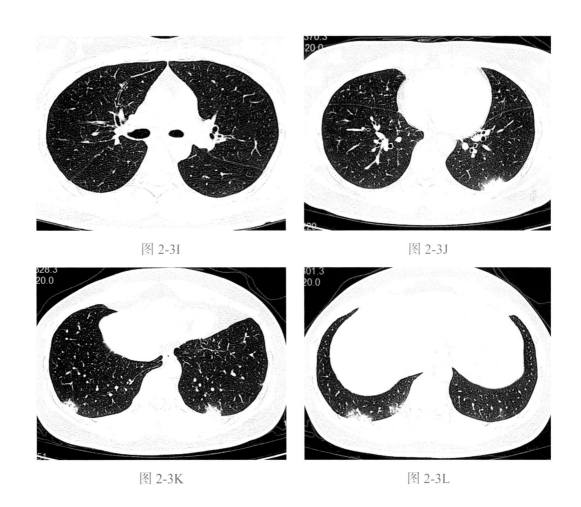

图 2-3I　　　　　　　　　　　　图 2-3J

图 2-3K　　　　　　　　　　　　图 2-3L

发病第 14 天胸部 CT：双肺下叶多发磨玻璃样密度影伴局灶性实变影，小叶内间隔增厚，边缘不清，病灶分布于胸膜下区（图 2-3I～L）。

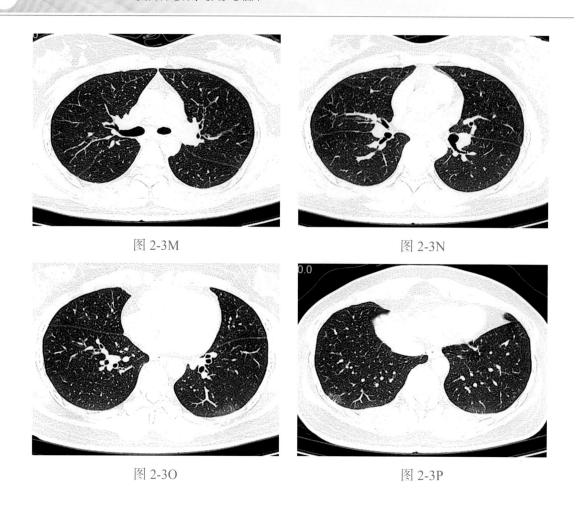

图 2-3M                                          图 2-3N

图 2-3O                                          图 2-3P

发病第 29 天胸部 CT：双肺下叶胸膜下多发淡薄磨玻璃样密度影，其内实变影已消失（图 2-3M～P）。

**病例 2-4**

　　患者，男，45 岁，因"发热 2 天"入院。流行病学史：患者与病例 2-3 为朋友关系，发病前 3 天曾与病例 2-3 在家中聚餐。实验室检查：外周血白细胞总数 8.24×10⁹/L、淋巴细胞绝对值 0.71×10⁹/L、C- 反应蛋白 15.69mg/L、血浆 *D*- 二聚体 0.54mg/L FEU、血氧饱和度 99%。患者入院时临床诊断为新型冠状病毒性肺炎（轻型），发病第 9 天胸部 CT 提示阳性结果，转为普通型。患者分别于发病第 2 天、第 9 天、第 17 天及第 24 天行胸部 CT 检查，如图 2-4A～X 所示。

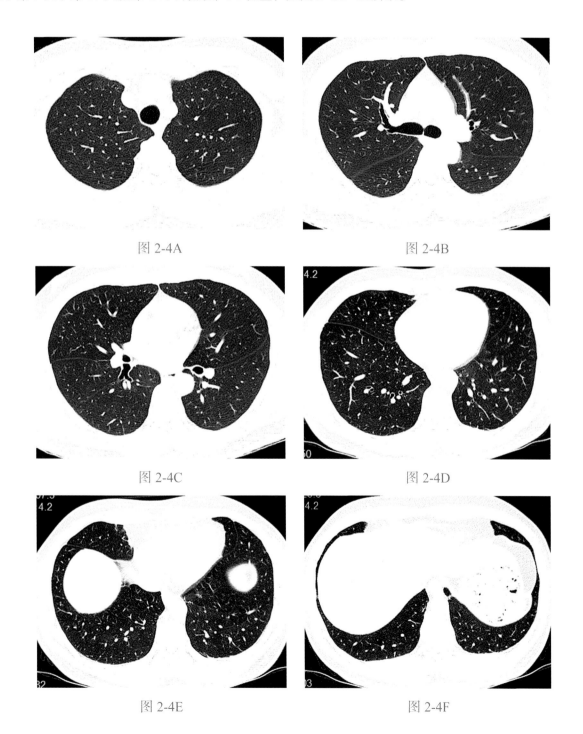

图 2-4A　　　　　　　　　　　　图 2-4B

图 2-4C　　　　　　　　　　　　图 2-4D

图 2-4E　　　　　　　　　　　　图 2-4F

发病第 2 天胸部 CT：双肺未见明显异常（图 2-4A～F）。

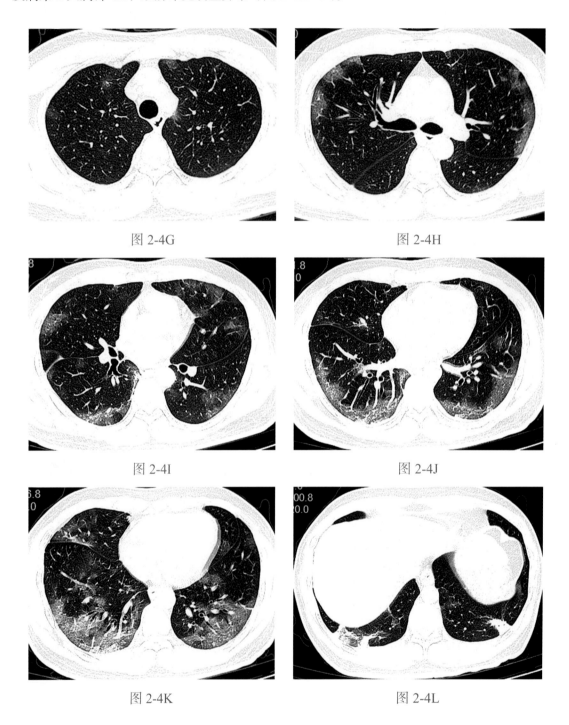

图 2-4G

图 2-4H

图 2-4I

图 2-4J

图 2-4K

图 2-4L

发病第 9 天胸部 CT（影像高峰期）：双肺弥漫多发斑片状磨玻璃样密度影，伴小叶内间隔增厚，双肺下叶病灶内部分实变（图 2-4G～L）。

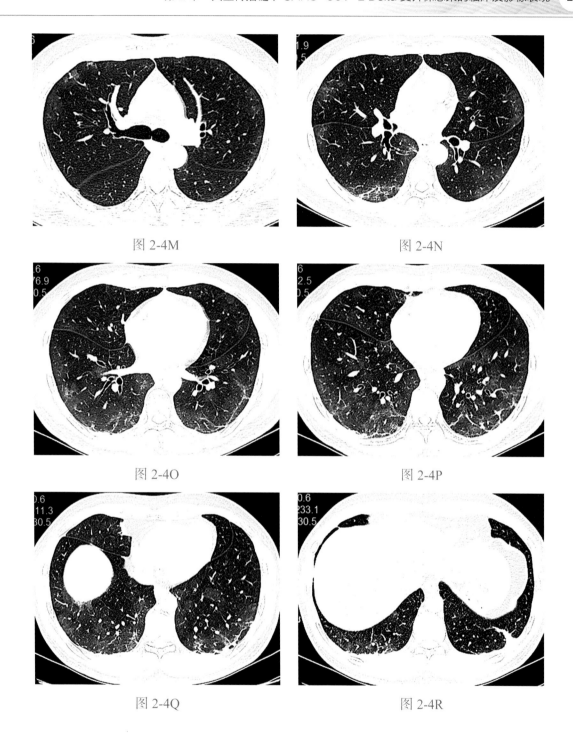

图 2-4M

图 2-4N

图 2-4O

图 2-4P

图 2-4Q

图 2-4R

　　发病第 17 天胸部 CT：双肺弥漫斑片状磨玻璃样密度影较前减少，密度较前减低，伴多发条索影及胸膜下曲线影（图 2-4M～R）。

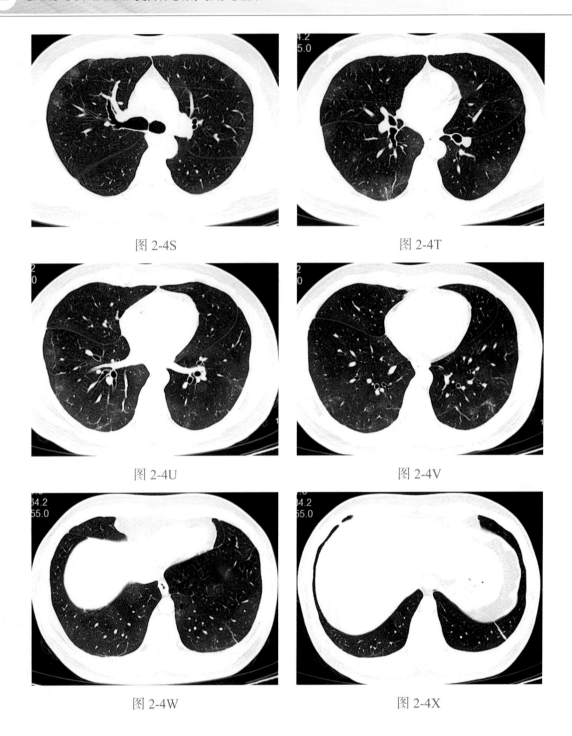

图 2-4S　　　　　　　　　　　　　图 2-4T

图 2-4U　　　　　　　　　　　　　图 2-4V

图 2-4W　　　　　　　　　　　　　图 2-4X

　　发病第 24 天胸部 CT：双肺多发磨玻璃样密度影较前进一步减少，条索影较前减少，胸膜下曲线影已消失（图 2-4S～X）。

## 病例 2-5

　　患者，男，58 岁，因 "咳嗽、咽部疼痛 3 天" 入院。流行病学史：患者与病例 2-4 为同事关系，曾于发病前 6 天与病例 2-4 在工作期间有过接触，且未佩戴口罩。实验室检查：外周血白细胞总数 $5.80×10^9$/L、淋巴细胞绝对值 $1.20×10^9$/L、C- 反应蛋白 21.45mg/L、血浆 D- 二聚体 0.53mg/L FEU、血氧饱和度 100%。临床诊断为新型冠状病毒性肺炎（普通型）。患者分别于发病第 3 天、第 9 天、第 13 天及第 19 天行胸部 CT 检查，如图 2-5A ～ X 所示。

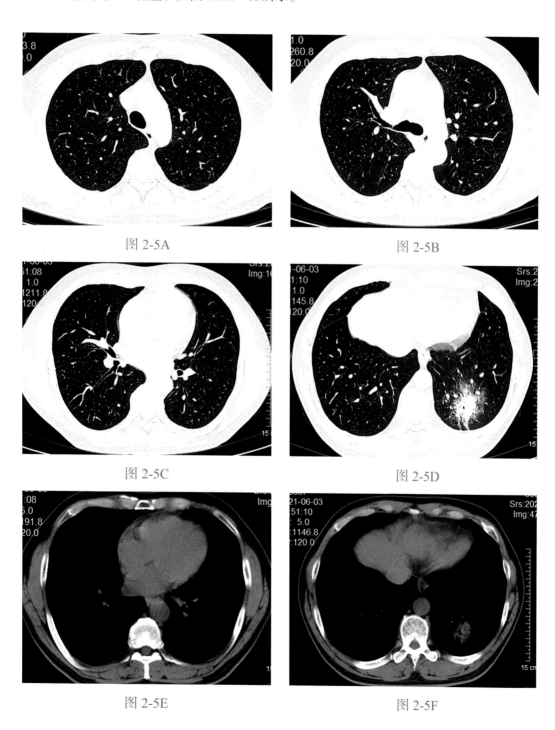

图 2-5A　　　　　　　　　　　　　　　　图 2-5B

图 2-5C　　　　　　　　　　　　　　　　图 2-5D

图 2-5E　　　　　　　　　　　　　　　　图 2-5F

发病第 3 天胸部 CT：左肺下叶斑片状磨玻璃样密度影，伴局灶性实变影，边缘不清（图 2-5A～F）。

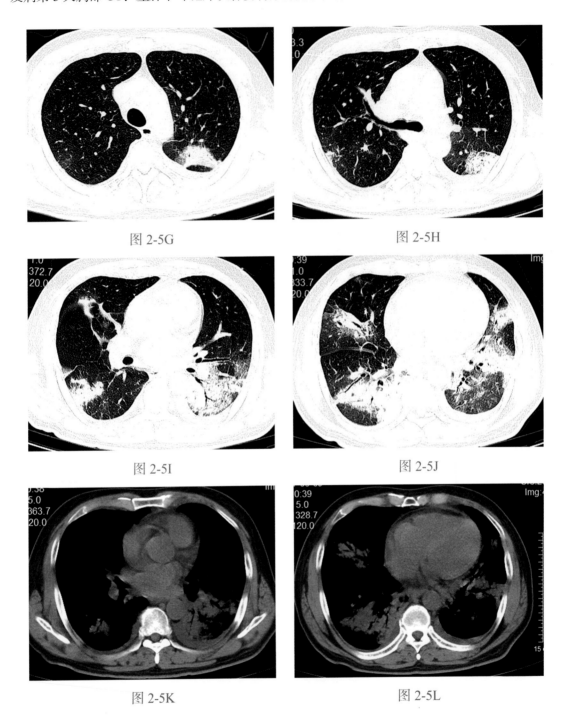

图 2-5G　　　　　　　　　　　图 2-5H

图 2-5I　　　　　　　　　　　图 2-5J

图 2-5K　　　　　　　　　　　图 2-5L

发病第 9 天胸部 CT（影像高峰期）：双肺多发斑片状实变影，其内可见空气支气管征。纵隔窗示双侧胸腔新增少量积液（图 2-5G～L）。

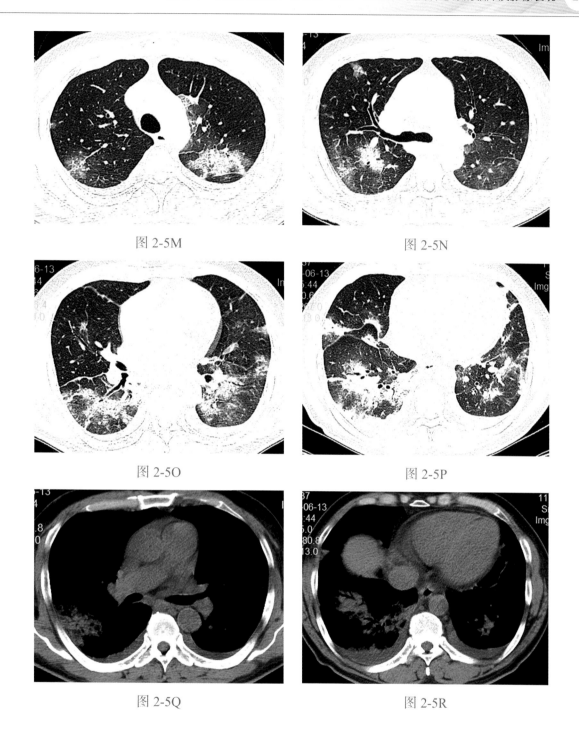

图 2-5M

图 2-5N

图 2-5O

图 2-5P

图 2-5Q

图 2-5R

　　发病第 13 天胸部 CT：双肺多发斑片状磨玻璃样密度影及实变影，病灶范围较前增大，密度较前减低。纵隔窗示双侧少量胸腔积液较前增多（图 2-5M～R）。

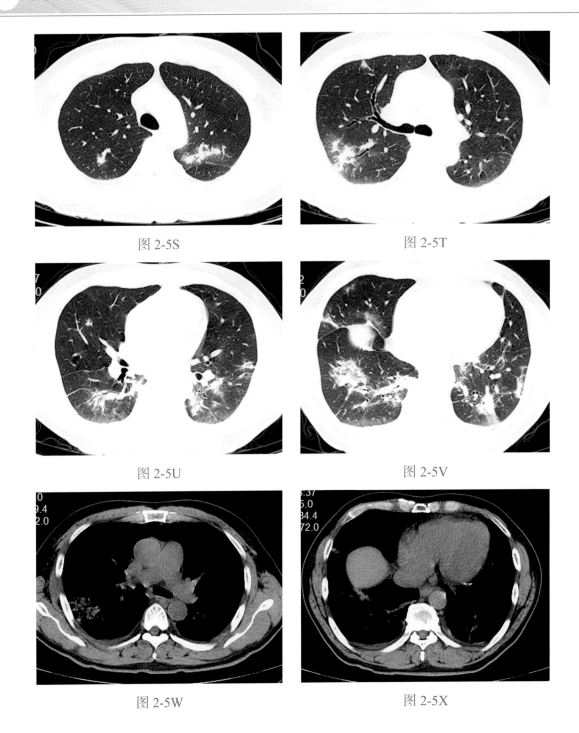

图 2-5S　　　　　　　　　　　　图 2-5T

图 2-5U　　　　　　　　　　　　图 2-5V

图 2-5W　　　　　　　　　　　　图 2-5X

　　发病第 19 天胸部 CT：双肺多发斑片状磨玻璃样密度影及实变影较前进一步减少，密度较前进一步减低，伴随少许条索影。纵隔窗示双侧少量胸腔积液较前进一步减少（图 2-5S～X）。

## 病例 2-6

　　患者，女，58 岁，因 "发热、咽部疼痛 3 天" 入院。流行病学史：患者发病前 6 天曾与病例 2-2 在同一间餐厅就餐。实验室检查：外周血白细胞总数 $4.04×10^9$/L、淋巴细胞绝对值 $1.20×10^9$/L、C-反应蛋白 50.18mg/L、血浆 $D-$ 二聚体 0.54mg/L FEU、血氧饱和度 98%。临床诊断为新型冠状病毒性肺炎（普通型），患者于发病第 6 天临床症状加重，氧合指数达 120，诊断为重型肺炎。患者分别于发病第 3 天、第 6 天、第 15 天及第 27 天行胸部 CT 检查，如图 2-6A～X 所示。

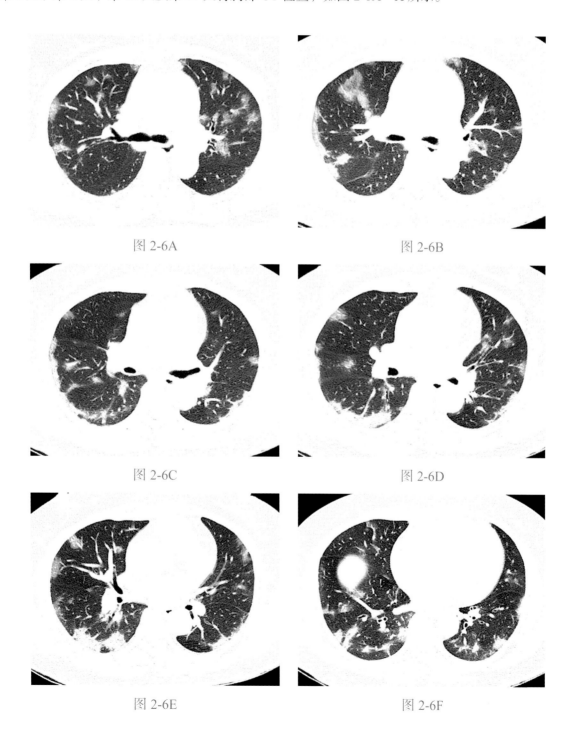

图 2-6A　　　　　　　　　　　　　　图 2-6B

图 2-6C　　　　　　　　　　　　　　图 2-6D

图 2-6E　　　　　　　　　　　　　　图 2-6F

发病第 3 天胸部 CT：双肺多发斑片状磨玻璃样密度影，部分肺实变，病灶呈弥漫性分布（图 2-6A～F）。

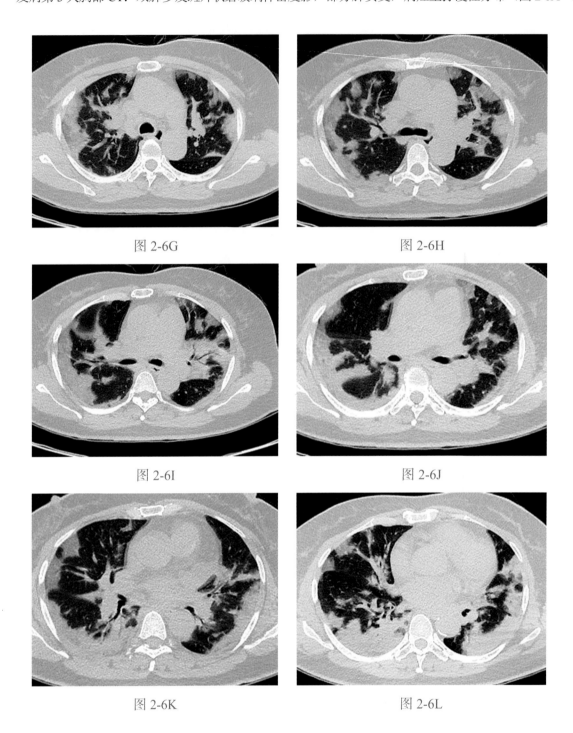

图 2-6G　　　　　　　　　　　　　　　图 2-6H

图 2-6I　　　　　　　　　　　　　　　图 2-6J

图 2-6K　　　　　　　　　　　　　　　图 2-6L

发病第 6 天胸部 CT（影像高峰期）：双肺弥漫多发斑片状、片状实变影，其内可见空气支气管征，病灶以胸膜下区为著（图 2-6G～L）。

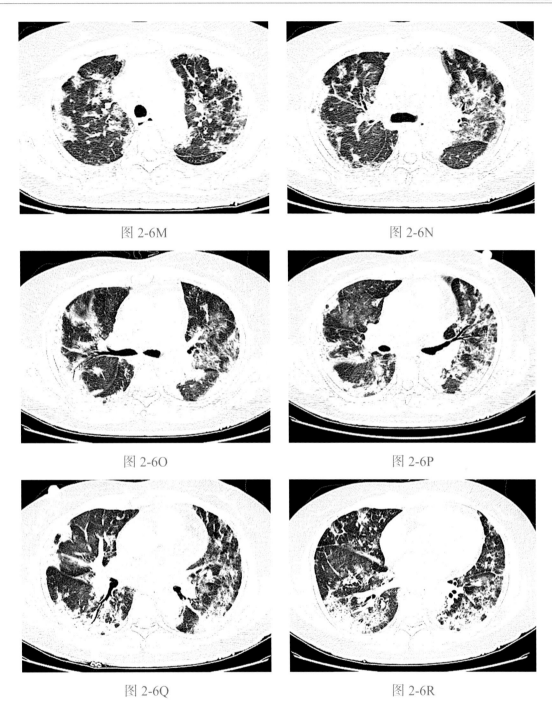

图 2-6M　　　　　　　　　　　　　　　图 2-6N

图 2-6O　　　　　　　　　　　　　　　图 2-6P

图 2-6Q　　　　　　　　　　　　　　　图 2-6R

　　发病第 15 天胸部 CT：双肺多发斑片状、片状实变影较前减少，小叶间隔及小叶内间隔增厚，可见 "铺路石征"（图 2-6M～R）。

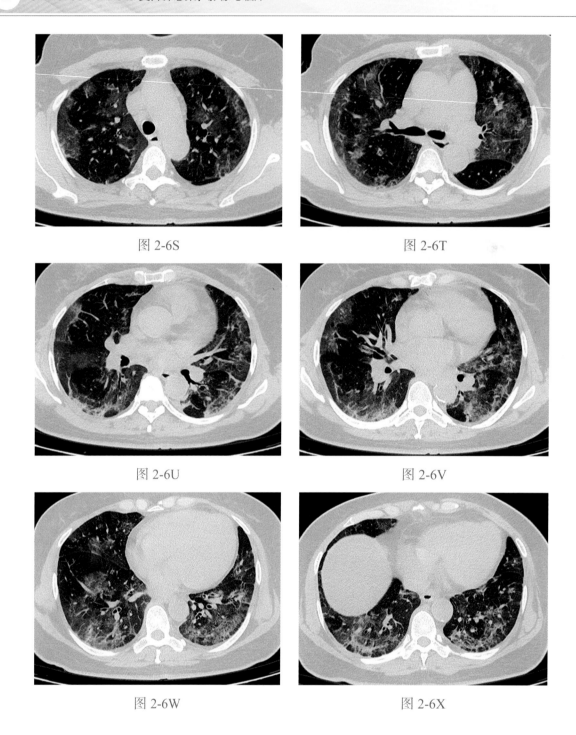

图 2-6S　　　　　　　　　　　　图 2-6T

图 2-6U　　　　　　　　　　　　图 2-6V

图 2-6W　　　　　　　　　　　　图 2-6X

　　发病第 26 天胸部 CT：双肺多发斑片状、片状磨玻璃样密度影，实变影基本消失，伴多发条索影，可见胸膜下线（图 2-6S～X）。

## 病例 2-7

患者，女，58 岁，因"发热、咳嗽、咳痰 3 天"入院。流行病学史：患者发病前 5 天曾与病例 2-6 在同一间餐厅就餐。实验室检查：外周血白细胞总数 $4.42×10^9$/L、淋巴细胞绝对值 $0.80×10^9$/L、C- 反应蛋白 19.37mg/L、血浆 $D$- 二聚体 0.51mg/L FEU、血氧饱和度 100%。临床诊断为新型冠状病毒性肺炎（普通型）。患者分别于发病第 3 天、第 7 天、第 13 天及第 22 天行胸部 CT 检查，如图 2-7A～X 所示。

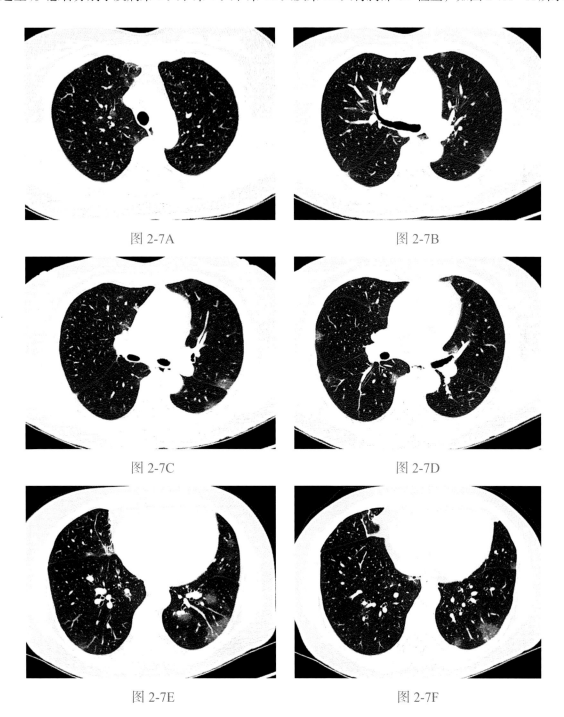

图 2-7A　　　　　　　　　　　　　　　　图 2-7B

图 2-7C　　　　　　　　　　　　　　　　图 2-7D

图 2-7E　　　　　　　　　　　　　　　　图 2-7F

　　发病第 3 天胸部 CT：双肺多发斑片状磨玻璃样密度影，其内血管影增粗，病灶以胸膜下分布为主（图 2-7A～F）。

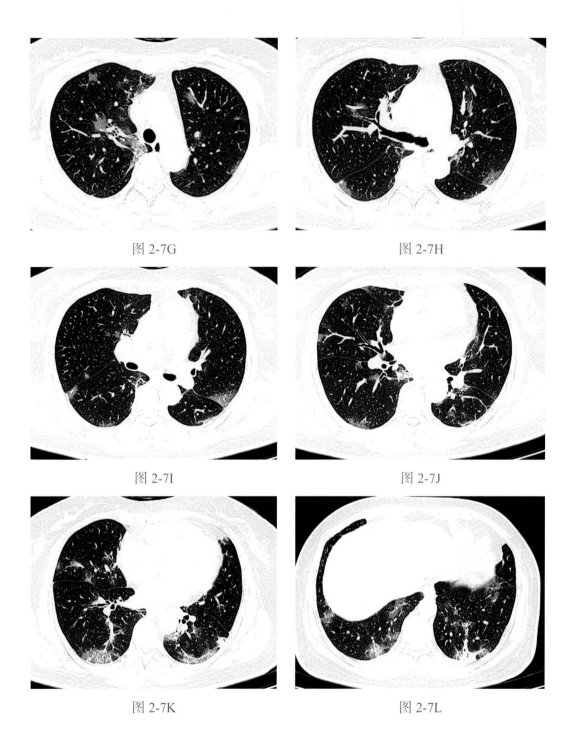

图 2-7G　　　　　　　　　　　　　　　图 2-7H

图 2-7I　　　　　　　　　　　　　　　图 2-7J

图 2-7K　　　　　　　　　　　　　　　图 2-7L

　　发病第 7 天胸部 CT（影像高峰期）：双肺多发斑片状磨玻璃样密度影，伴部分肺实变，病灶较前增多（图 2-7G～L）。

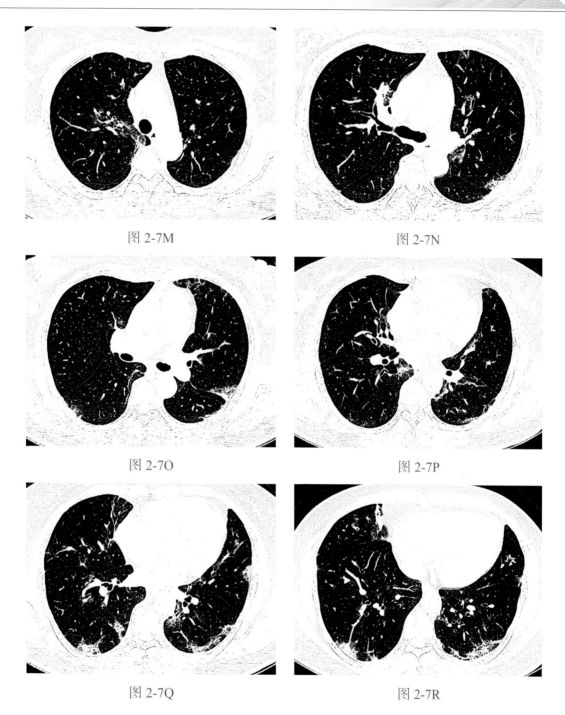

图 2-7M

图 2-7N

图 2-7O

图 2-7P

图 2-7Q

图 2-7R

发病第 11 天胸部 CT：双肺多发斑片状磨玻璃样密度影，局部肺实变，病灶较前减少，条索影较前增多，可见胸膜下线（图 2-7M～R）。

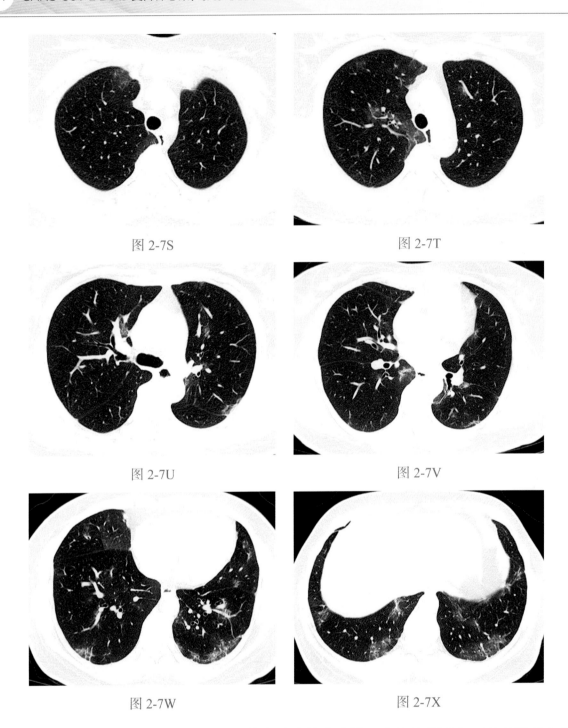

图 2-7S　　　　　　　　　　　　图 2-7T

图 2-7U　　　　　　　　　　　　图 2-7V

图 2-7W　　　　　　　　　　　　图 2-7X

　　发病第 22 天胸部 CT：双肺多发斑片状磨玻璃样密度影，病灶较前减少，实变影基本消失（图 2-7S～X）。

## 病例 2-8

患者，男，66 岁，因"发热 3 天"入院。流行病学史：患者发病前 7 天曾与病例 2-7 在同一间餐厅就餐。实验室检查：外周血白细胞总数 $4.88×10^9$/L、淋巴细胞绝对值 $0.94×10^9$/L、C- 反应蛋白 38.64mg/L、血浆 $D$- 二聚体 0.45mg/L FEU、血氧饱和度 98%。临床诊断为新型冠状病毒性肺炎（普通型），患者入院后临床症状不断加重，于发病第 18 天出现 I 型呼吸衰竭，进行气管插管辅助通气治疗，诊断为新型冠状病毒性肺炎（危重型）。患者分别于发病第 3 天、第 7 天、第 26 天及第 35 天行胸部 CT 检查，如图 2-8A～X 所示。

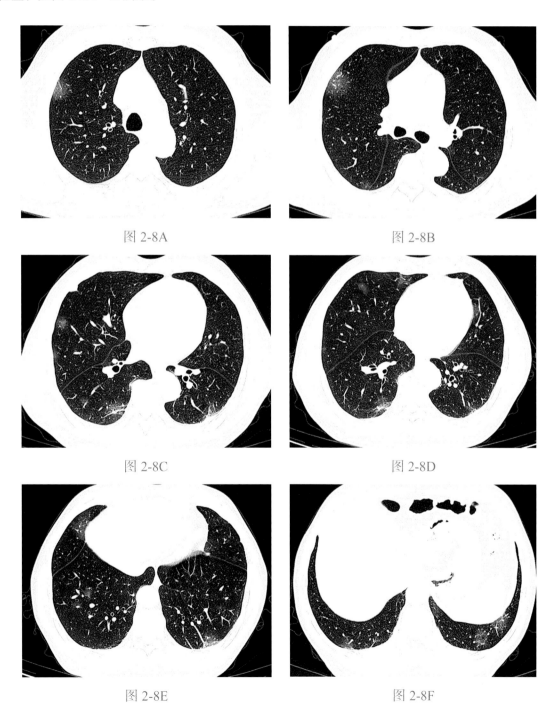

图 2-8A　　　　　　　　　　　　　　图 2-8B

图 2-8C　　　　　　　　　　　　　　图 2-8D

图 2-8E　　　　　　　　　　　　　　图 2-8F

发病第 3 天胸部 CT：双肺多发斑片状磨玻璃样密度影，病灶主要分布于胸膜下区（图 2-8A～F）。

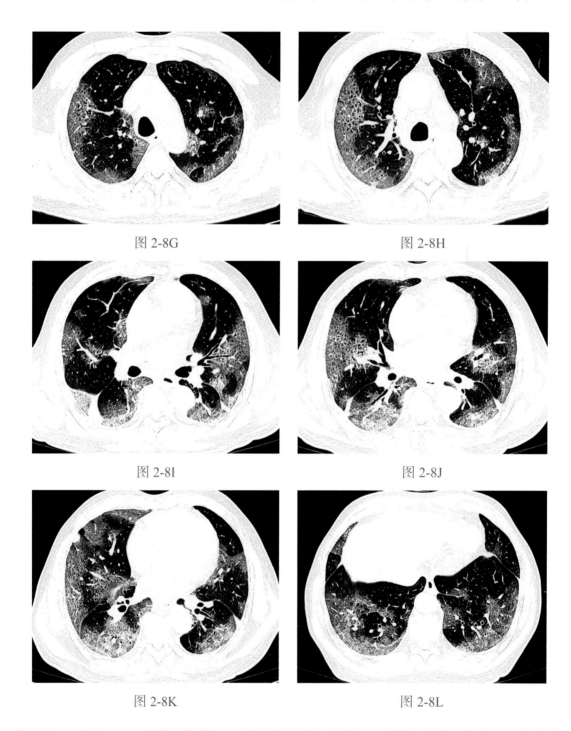

图 2-8G　　　　　　　　　　　　　图 2-8H

图 2-8I　　　　　　　　　　　　　图 2-8J

图 2-8K　　　　　　　　　　　　　图 2-8L

发病第 7 天胸部 CT（影像高峰期）：双肺弥漫多发斑片状磨玻璃样密度影，小叶内间隔明显增厚，可见铺路石征（图 2-8G～L）。

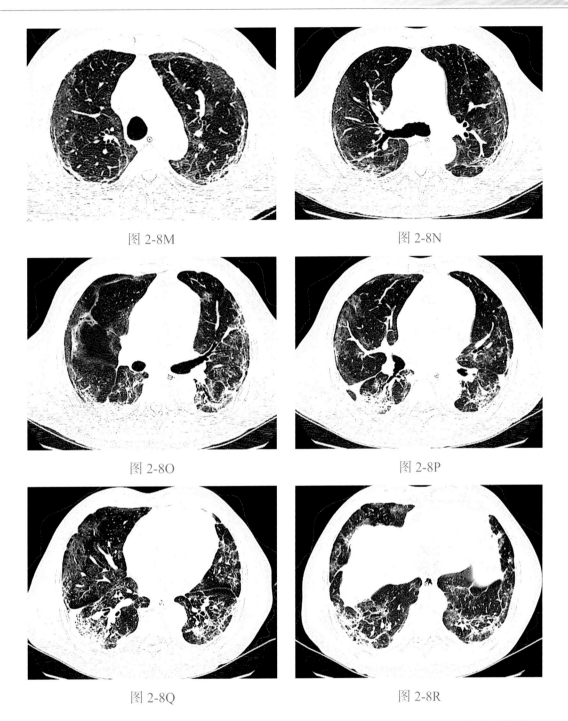

图 2-8M　　　　　　　　　　　　　图 2-8N

图 2-8O　　　　　　　　　　　　　图 2-8P

图 2-8Q　　　　　　　　　　　　　图 2-8R

　　发病第 26 天胸部 CT：双肺多发斑片状磨玻璃样密度影，局部肺实变，条索影较前增多，可见铺路石征及胸膜下线（图 2-8M～R）。

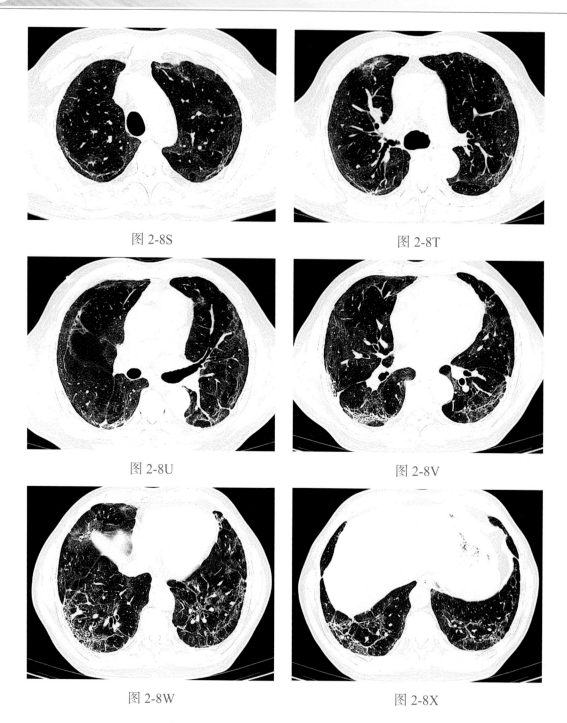

图 2-8S                           图 2-8T

图 2-8U                           图 2-8V

图 2-8W                           图 2-8X

发病第 35 天胸部 CT：双肺多发斑片状磨玻璃样密度影及条索影，病灶较前减少，实变影基本消失（图 2-8S～X）。

**病例 2-9**

　　患者，女，36 岁，因"新型冠状病毒核酸复核阳性 1 天"入院。流行病学史：患者发病前与病例 2-8 共同居住。实验室检查：外周血白细胞总数 $6.21 \times 10^9$/L、淋巴细胞绝对值 $1.07 \times 10^9$/L、C- 反应蛋白＜10mg/L、血浆 $D$- 二聚体 0.21mg/L FEU、血氧饱和度 100%。患者于入院第 5 天开始出现发热症状，查胸部 CT 提示双肺炎症，临床诊断为新型冠状病毒性肺炎（普通型）。入院第 1 天、发病第 2 天、发病第 11 天及第 26 天行胸部 CT 检查，如图 2-9A～X 所示。

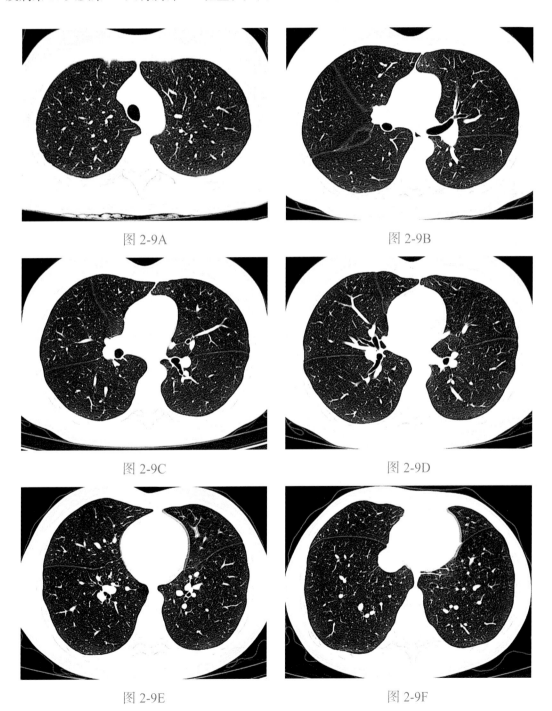

图 2-9A　　　　　　　　　　　　　　　图 2-9B

图 2-9C　　　　　　　　　　　　　　　图 2-9D

图 2-9E　　　　　　　　　　　　　　　图 2-9F

入院第 1 天胸部 CT：双肺未见明显异常（图 2-9A～F）。

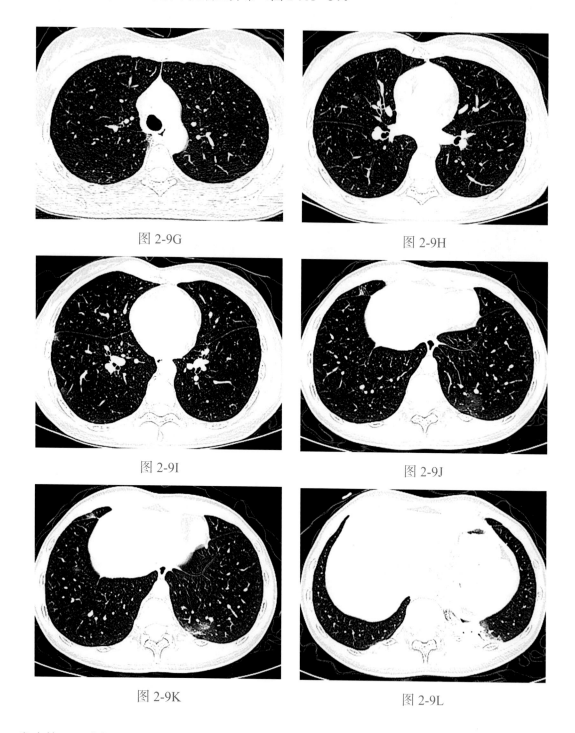

图 2-9G                                       图 2-9H

图 2-9I                                       图 2-9J

图 2-9K                                       图 2-9L

发病第 2 天胸部 CT（影像高峰期）：右肺中叶及双肺下叶散在斑片状磨玻璃样密度影，以左肺下叶为著，局部肺实变（图 2-9G～L）。

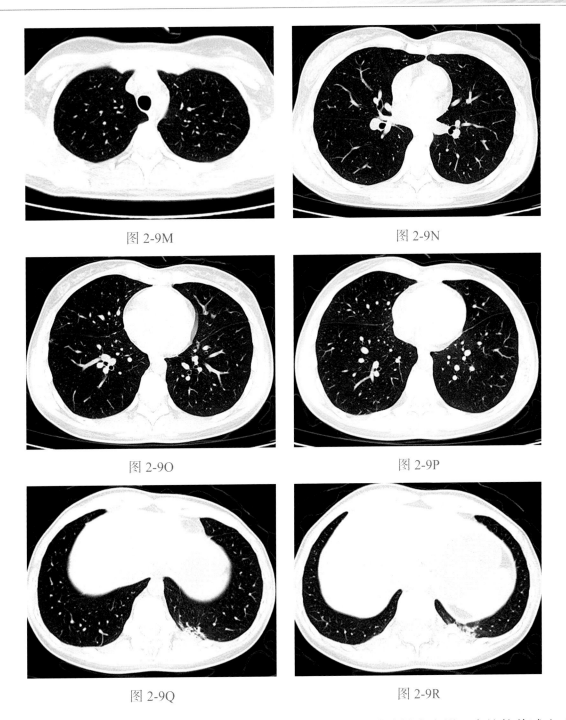

图 2-9M　　　　　　　　　　　　　　　　图 2-9N

图 2-9O　　　　　　　　　　　　　　　　图 2-9P

图 2-9Q　　　　　　　　　　　　　　　　图 2-9R

　　发病第 11 天胸部 CT：右肺中叶及双肺下叶散在斑片状磨玻璃样密度影，病灶较前减少（图 2-9M～R）。

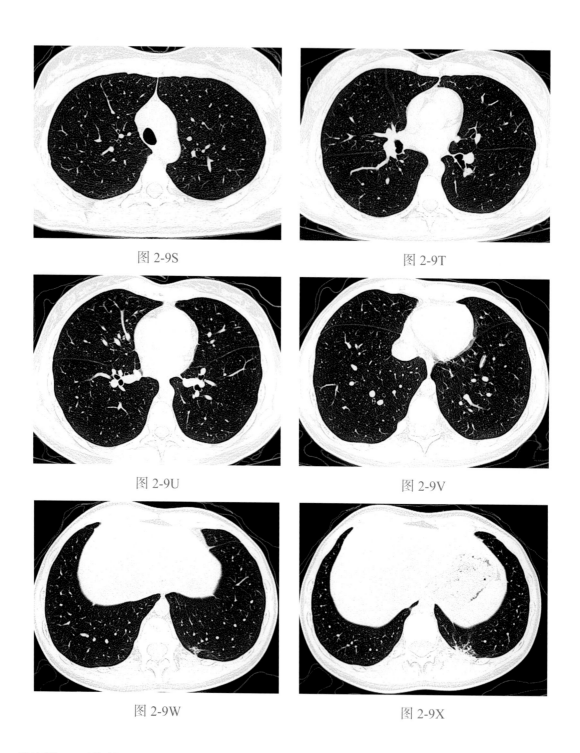

图 2-9S

图 2-9T

图 2-9U

图 2-9V

图 2-9W

图 2-9X

　　发病第 26 天胸部 CT：左肺下叶斑片状磨玻璃样密度影，病灶较前进一步减少，双肺余病灶基本消失（图 2-9S～X）。

（林　琳　张烈光　邓西龙）

# 第3章 老年重症病例 SARS-CoV-2 Delta 变异株感染的胸部 CT 表现

此次广州 Delta 变异株感染疫情广州医科大学附属市八医院共收治 166 例本土病例，易感患者中的老年患者占相当一部分比例。其中 60 岁以上老年患者有 56 例，约占 33.73%；70 岁以上老年患者 34 例，约占 20.48%；患者最高年龄 92 岁。所有患者中的重症病例（重型 / 危重型）的比例较高，共 18 例，约占 10.84%；而 60 岁以上老年患者发生重症的概率则更高，为 15 例，在老年患者中约达 26.79%。老年患者中不同临床分型的分布情况为危重型 21.43%（12/56）、重型 5.36%（3/56）、普通型 69.64%（39/56）、轻型 3.57%（2/56）。

Delta 变异株感染的临床表现主要为咳嗽、咳痰、发热（体温 37.2～39.5℃）、气促及腹泻等症状，部分患者可以无症状；实验室检查绝大部分患者外周血 C- 反应蛋白表现升高，外周血淋巴细胞计数正常或降低；老年患者多数伴有基础性疾病，以高血压病、糖尿病及慢性阻塞性肺疾病（COPD）居多。本组病例病情进展较快，12 例患者于入院 4～6 天即由普通型转为重型 / 危重型，另有 2 例患者入院当天即为重症病例，其中 1 例患者需体外膜肺氧合（ECMO）辅助治疗。本组老年患者的首次胸部 CT 检查主要表现为肺内多发斑片状及片状磨玻璃样密度影，以双肺上叶及下叶胸膜下多发为主，且累及多个肺叶，单个肺叶受累少见，部分病例可出现斑片状实变影及条索状影。绝大部分病例于入院 3～5 天后复查 CT 病变表现进展，主要表现病灶数目增多、范围增大、密度增高，在磨玻璃样密度影的基础上出现实变影、反晕征、铺路石征及蜂窝状改变，并且随着病情进展可出现胸腔积液、心包积液；而重型 / 危重型病例出现上述病变的征象更为显著、概率也较高，双肺间质性改变非常明显。值得注意的是，此次出现胸腔积液的病例亦较多，共 12 例，且主要集中于重症病例中。

由于老年患者年龄较大，伴有高血压、糖尿病等基础性疾病，病情程度严重，病变进展迅速，尤其重型 / 危重型患者会出现症状反复，使其临床表现更加复杂，CT 显示肺内病灶吸收也比较缓慢，因此，及时复查 CT 有助于了解重症患者的病情变化，指导临床治疗，阻断普通型病例转为重症病例的发生，减少重症病例死亡人数，并对疾病预后判断提供客观依据。

### 病例 3-1

　　患者，女，72 岁，因"食欲下降，胃不适 2 天"入院。流行病学史：患者有与新型冠状病毒肺炎确诊病例密切接触史。患者平素体健，否认高血压、糖尿病及冠心病等基础性疾病史。入院时体温 36℃，脉搏 113 次 / 分，呼吸 21 次 / 分。实验室检查：C- 反应蛋白＜10mg/L，白细胞总数 $6.01×10^9$/L，中性粒细胞计数 $2.98×10^9$/L，淋巴细胞计数 $1.65×10^9$/L；血氧饱和度 99.5%。经广州市疾病预防控制中心（CDC）咽拭子新型冠状病毒核酸检测阳性确诊。住院期间临床诊断为新型冠状病毒肺炎（普通型），影像表现如图 3-1A～R 所示。

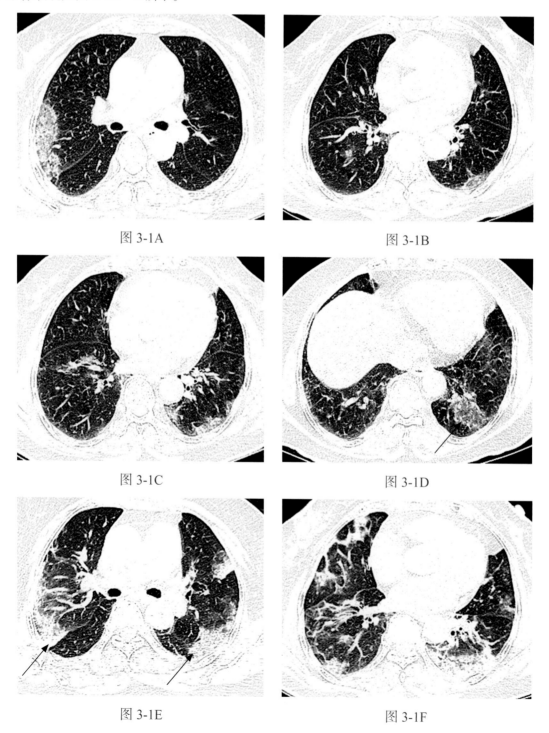

图 3-1A　　　　　　　　　　　　图 3-1B

图 3-1C　　　　　　　　　　　　图 3-1D

图 3-1E　　　　　　　　　　　　图 3-1F

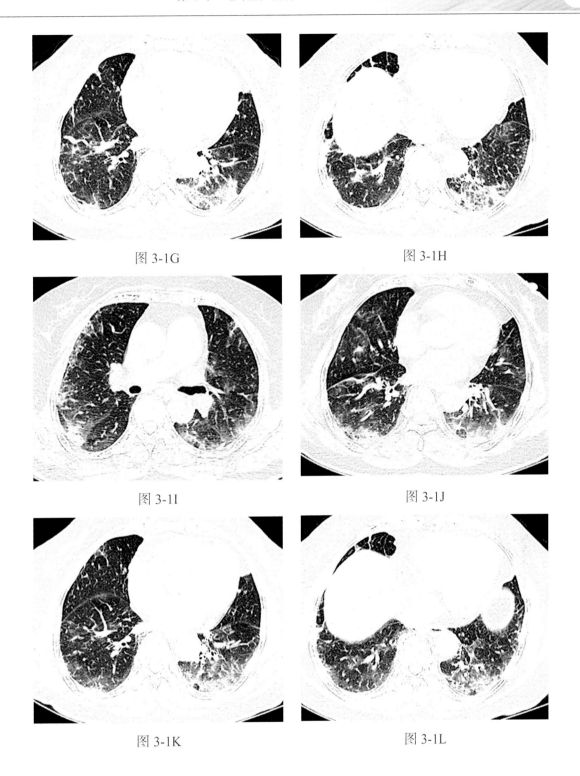

图 3-1G　　　　　　　　　　　　　　　图 3-1H

图 3-1I　　　　　　　　　　　　　　　图 3-1J

图 3-1K　　　　　　　　　　　　　　　图 3-1L

　　发病第 2 天行首次胸部 CT 检查，示双肺胸膜下多发斑片状磨玻璃样密度影，边界不清（图 3-1A～D，图 3-1D 箭示）；发病第 8 天（影像高峰期），复查 CT 示双肺病变进展，表现为病变密度增高（图 3-1E～H），在磨玻璃样密度影的基础上演变为实变影（图 3-1E 箭示），且累及范围增大，病灶数目亦明显增多；发病第 12 天复查 CT 示病变吸收、范围缩小，部分病变密度减低（图 3-1I～L），局部出现条索灶（图 3-1L）。

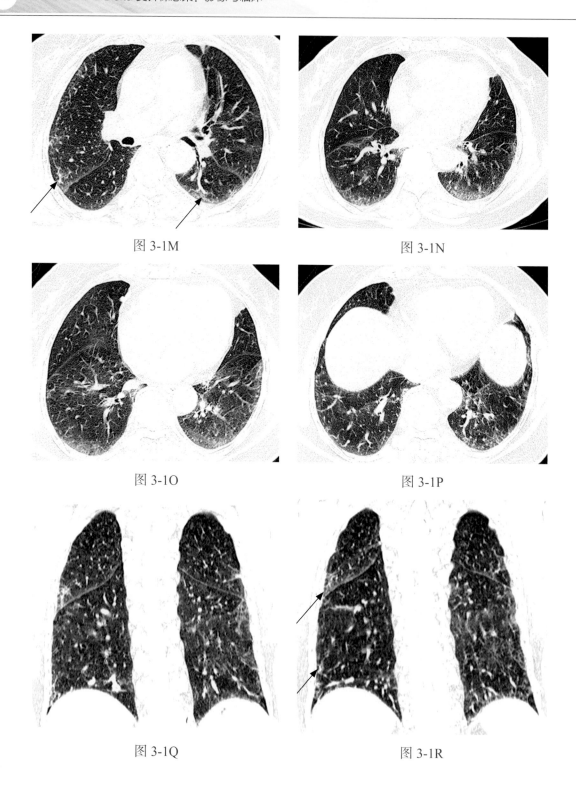

图 3-1M

图 3-1N

图 3-1O

图 3-1P

图 3-1Q

图 3-1R

　　出院后第 3 天复查胸部 CT 示双肺病变明显吸收，实变影消失（图 3-1M～R），双肺胸膜下可见多发纤维条索状影，边界较清（图 3-1M、图 3-1R 箭示）。

**病例 3-2**

　　患者，女，85 岁，因 "发现新型冠状病毒核酸检测阳性半天" 入院，无发热、畏寒、寒战，无咳嗽、咳痰，无气促、呼吸困难等症状。流行病学史：患者有新型冠状病毒肺炎疫情高风险区居住史。患者有高血压病 10 余年，血压最高 190/99mmHg。入院时体温 36.3℃，脉搏 85 次 / 分，呼吸 18 次 / 分。实验室检查：C- 反应蛋白＜10mg/L，白细胞总数 $5.08×10^9$/L，中性粒细胞计数 $3.18×10^9$/L，淋巴细胞计数 $1.11×10^9$/L；血氧饱和度 96%。经广州市 CDC 咽拭子新型冠状病毒核酸检测阳性确诊。住院期间临床诊断为新型冠状病毒肺炎（危重型），影像表现如图 3-2A～R 所示。

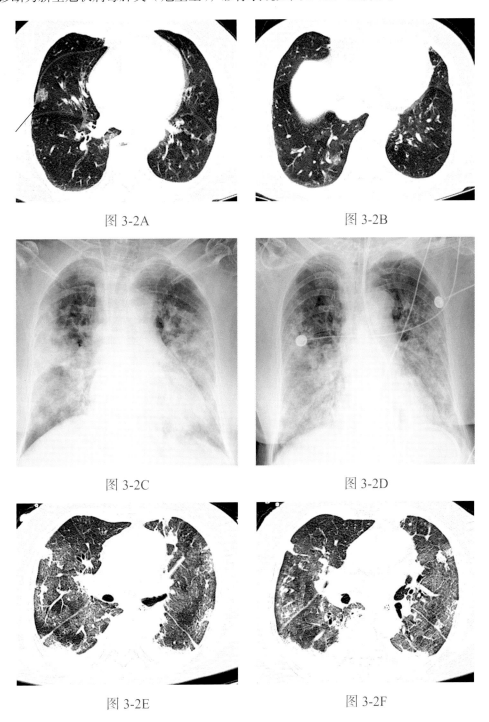

图 3-2A　　　　　　　　　　　　图 3-2B

图 3-2C　　　　　　　　　　　　图 3-2D

图 3-2E　　　　　　　　　　　　图 3-2F

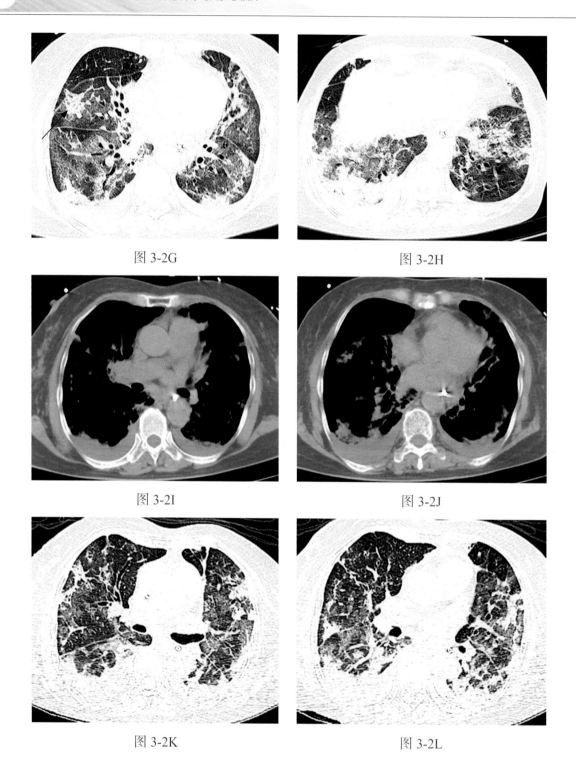

图 3-2G　　　　　　　　　　　　　　图 3-2H

图 3-2I　　　　　　　　　　　　　　图 3-2J

图 3-2K　　　　　　　　　　　　　　图 3-2L

　　发病第 2 天首次胸部 CT 示双肺胸膜下散在小斑片状磨玻璃样密度影（图 3-2A、B，图 3-2A 箭示），边界不清；发病第 8 天（影像高峰期）床边胸片示双肺弥漫性分布斑片及片状密度增高影，边界不清，部分呈实变影（图 3-2C），发病第 9 天复查胸片，示病变有所吸收，实变范围缩小（图 3-2D）；发病第 13 天、19 天分别复查 CT，示双肺弥漫性病变吸收缓慢（图 3-2E～L），以磨玻璃样密度影为主，局部斑片状实变影（图 3-2G 箭示），出现双侧胸腔积液（图 3-2I、J）。

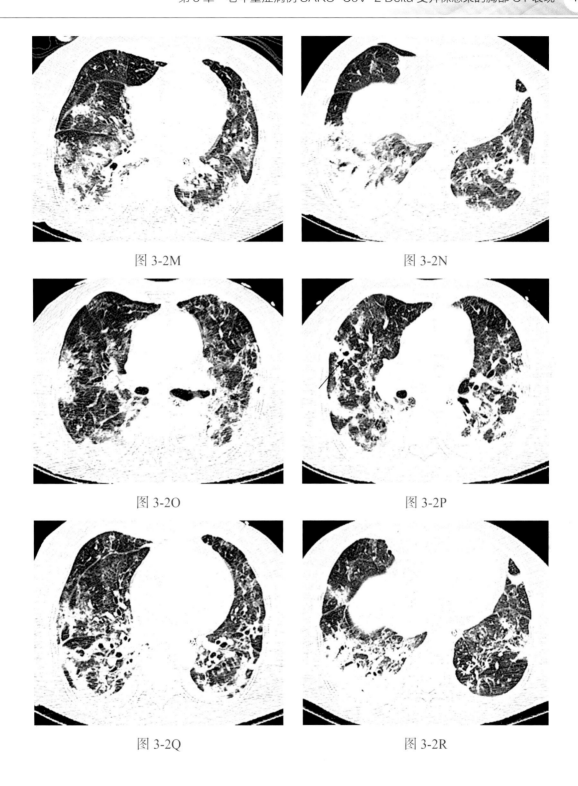

图 3-2M　　　　　　　　　　　　　　　图 3-2N

图 3-2O　　　　　　　　　　　　　　　图 3-2P

图 3-2Q　　　　　　　　　　　　　　　图 3-2R

　　发病第 19 天复查 CT，示双肺弥漫性病变，双肺下叶斑片状实变影较前增多（图 3-2M、N）；入院第 36 天复查 CT，双肺仍见多发斑片状实变影（图 3-2O～R），右肺中叶实变影内小空洞（图 3-2P 箭示），经肺泡灌洗液培养提示热带念珠菌，真菌 *D*- 葡聚糖检测阳性，临床考虑出现真菌感染。

### 病例 3-3

患者，女，71 岁，因"咳嗽 4 天"入院，为干咳，无伴发热，无畏寒、寒战等不适。流行病学史：有新型冠状病毒肺炎疫情高风险区居住史。平素身体良好，否认高血压、冠心病、糖尿病等慢性病史。入院时体温 37℃，脉搏 94 次 / 分，呼吸 19 次 / 分。实验室检查：C- 反应蛋白 11.68mg/L，白细胞总数 $5.44 \times 10^9$/L，中性粒细胞计数 $3.52 \times 10^9$/L，淋巴细胞计数 $1.53 \times 10^9$/L；血氧饱和度 92.7%。经广州市 CDC 咽拭子新型冠状病毒核酸检测阳性确诊。住院期间临床诊断为新型冠状病毒肺炎（重型），影像表现如图 3-3A～T 所示。

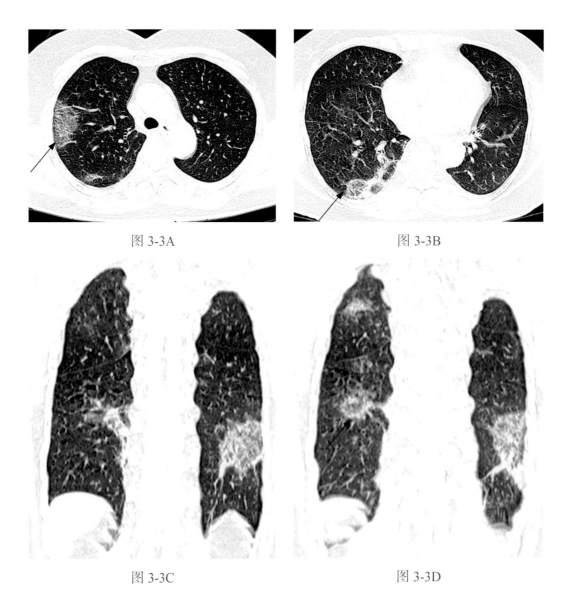

图 3-3A    图 3-3B

图 3-3C    图 3-3D

发病第 4 天首次胸部 CT 检查示双肺多发斑片状磨玻璃样密度影（图 3-3A 箭示），边界不清，以双肺下叶胸膜下为著（图 3-3A～D），右肺下叶背段病变呈反晕征（图 3-3B、D 箭示）。

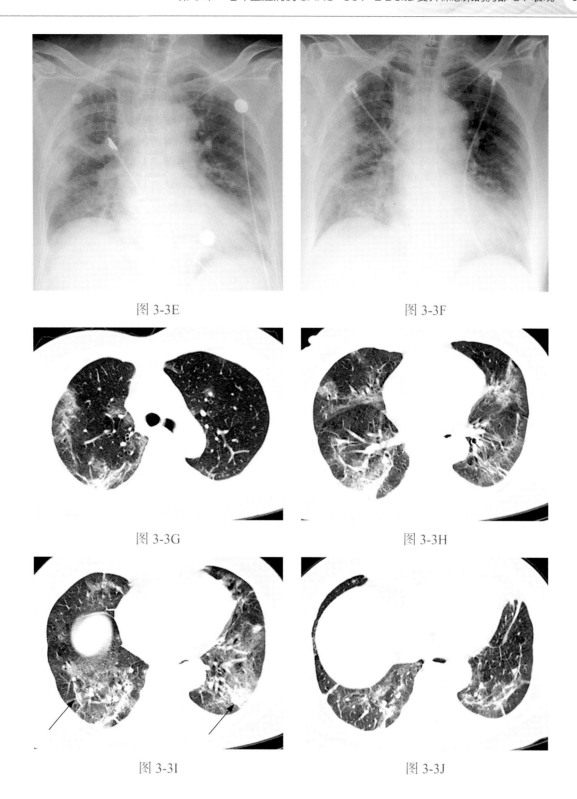

图 3-3E　　　　　　　　　　　　　　图 3-3F

图 3-3G　　　　　　　　　　　　　　图 3-3H

图 3-3I　　　　　　　　　　　　　　图 3-3J

　　发病第 8 天复查床边胸片示双肺病变进展，主要表现为病变范围扩大、密度增高，呈实变影（图 3-3E）；发病第 12 天（影像高峰期）复查胸片示病变持续进展，病变范围进一步增大、密度未见明显改变（图 3-3F）；发病第 16 天复查 CT 示双肺多发斑片状密度增高影，边界欠清（图 3-3G~J），病变局部夹杂多发条索影（图 3-3I 左箭示），部分病变仍呈实变影（图 3-3I 右箭示），双肺间质性改变明显（图 3-3I、J）。

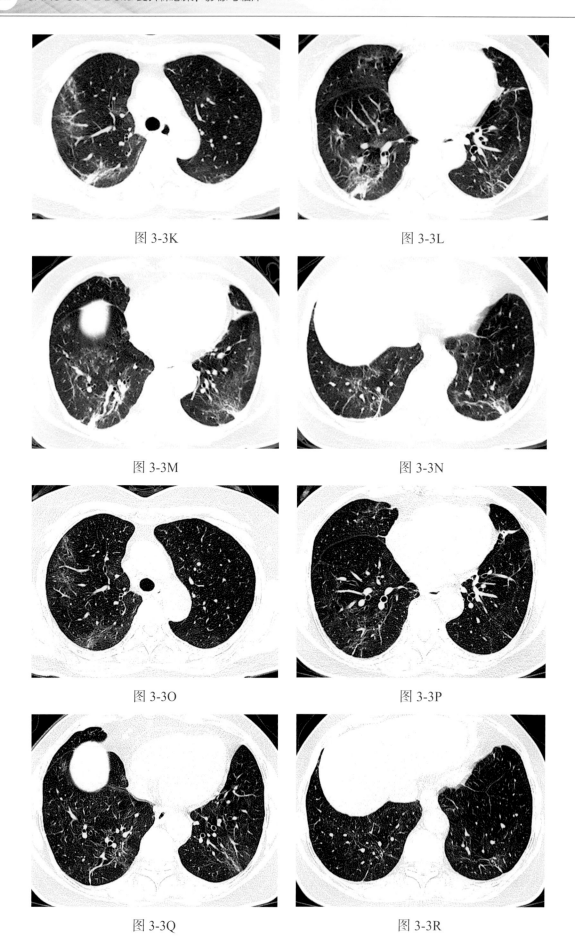

图 3-3K                                     图 3-3L

图 3-3M                                     图 3-3N

图 3-3O                                     图 3-3P

图 3-3Q                                     图 3-3R

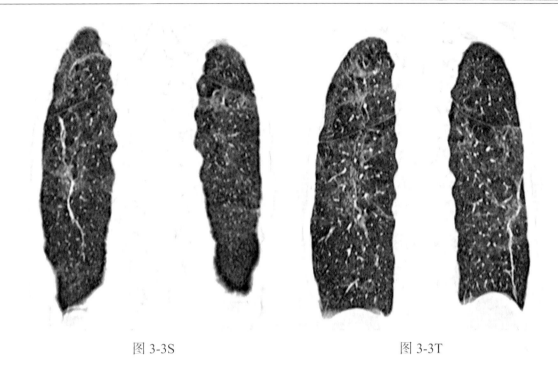

图 3-3S　　　　　　　　　　　　　图 3-3T

　　发病第 23 天复查 CT 示双肺病变较前明显吸收，实变影减少（图 3-3K～N），条索灶增多（图 3-3L、N），边界清晰；出院后第 5 天复查 CT，示双肺残留少量纤维条索灶，边界清晰，可见胸膜下线（图 3-3O～T）。

## 病例 3-4

患者，男，80 岁，因"咳嗽、少量咳痰 5 天"入院，伴乏力，无发热、畏寒，无腹痛、腹泻、呕吐等不适。流行病学史：患者有与新型冠状病毒肺炎确诊病例密切接触史。患者有糖尿病病史 5 年，治疗不规律。入院时体温 36.5℃，脉搏 83 次 / 分，呼吸 25 次 / 分，实验室检查：C- 反应蛋白 88.84mg/L，白细胞总数 3.24×10⁹/L，中性粒细胞计数 2.45×10⁹/L，淋巴细胞计数 0.31×10⁹/L；血氧饱和度 90.0%。经广州市 CDC 咽拭子新型冠状病毒核酸检测阳性确诊。住院期间临床诊断为新型冠状病毒肺炎（危重型），影像表现如图 3-4A～N 所示。

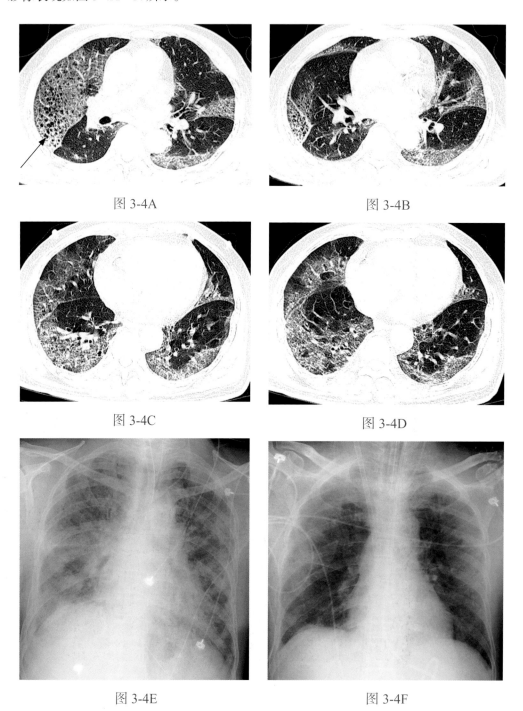

图 3-4A                图 3-4B

图 3-4C                图 3-4D

图 3-4E                图 3-4F

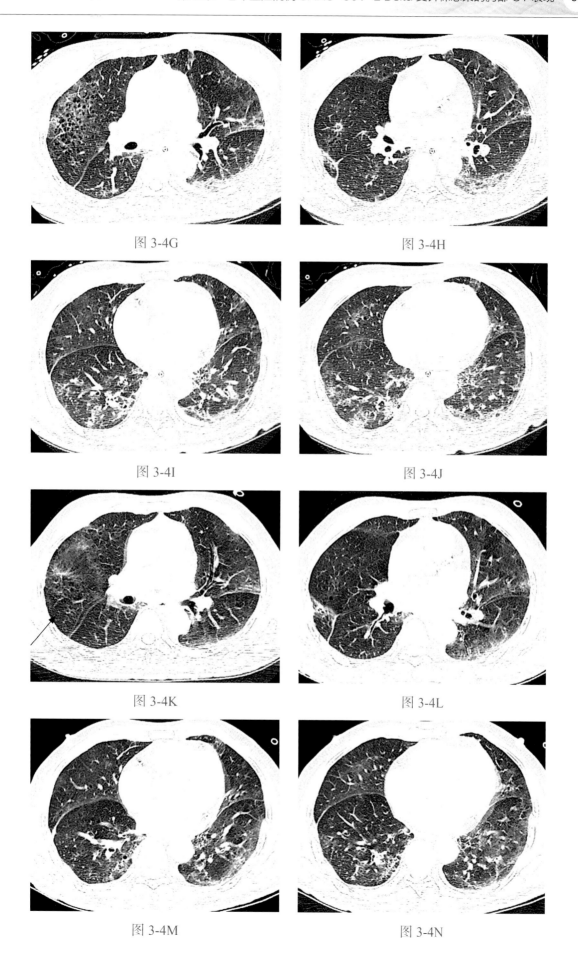

图 3-4G

图 3-4H

图 3-4I

图 3-4J

图 3-4K

图 3-4L

图 3-4M

图 3-4N

　　发病第 5 天首次胸部 CT 检查示双肺多发片状及大片状磨玻璃样密度影（图 3-4A～D），边界不清，右肺上叶前、后段病变内可见网织状改变（图 3-4A 箭示）；发病第 9 天（影像高峰期）床边胸片示病变进展，双肺野透亮度减低，呈弥漫磨玻璃样改变，局部呈实变影（图 3-4E）；发病第 11 天患者存在难以纠正的低氧血症，机械通气无法满足目前病情需求，需启动 ECMO 进行呼吸支持治疗；发病第 17 天后复查胸片示病变较前明显吸收、减少，双肺野较前清晰、透亮度增高（图 3-4F）；发病第 22 天后复查胸部 CT 示双肺磨玻璃样密度影范围明显缩小（图 3-4G～J），可见胸膜下线（图 3-4I、J），右肺上叶网织状改变明显改善（图 3-4G）。经 ECMO 治疗 10 天后患者症状明显改善，撤除 ECMO 后患者呼吸状态稳定，血气分析结果氧合满意，二氧化碳分压不高；出院 3 天后复查 CT 示双肺病变进一步吸收、减少，局部胸膜下见少许条索影（图 3-4K～N），边界较清，右肺上叶网织状改变已消失（图 3-4K 箭示）。

## 病例 3-5

　　患者，男，73 岁，因"发热 4 天、咳嗽 1 天"入院，伴有稀水样便 3 天，无畏寒、寒战，最高体温 37.9℃。流行病学史：患者有与新型冠状病毒肺炎确诊病例密切接触史。患者有高血压病史半年，入院时体温 37.6℃，脉搏 89 次 / 分，呼吸 20 次 / 分。实验室检查：C- 反应蛋白 48.32mg/L，白细胞总数 5.86×10⁹/L，中性粒细胞计数 3.62×10⁹/L，淋巴细胞计数 1.00×10⁹/L；血氧饱和度 97%。经广州市 CDC 咽拭子新型冠状病毒核酸检测阳性确诊。住院期间临床诊断为新型冠状病毒肺炎（危重型），影像表现如图 3-5A～X 所示。

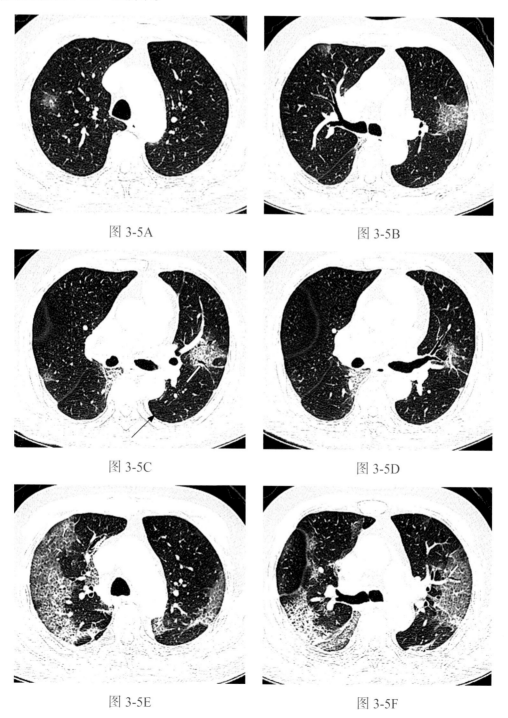

图 3-5A　　　　　　　　　　　　　　　　　图 3-5B

图 3-5C　　　　　　　　　　　　　　　　　图 3-5D

图 3-5E　　　　　　　　　　　　　　　　　图 3-5F

发病第 4 天首次胸部 CT 检查示双肺多发斑片状磨玻璃样密度影（图 3-5A～D），边界不清，左肺上叶尖后段病变内可见铺路石征（图 3-5C 箭示）。

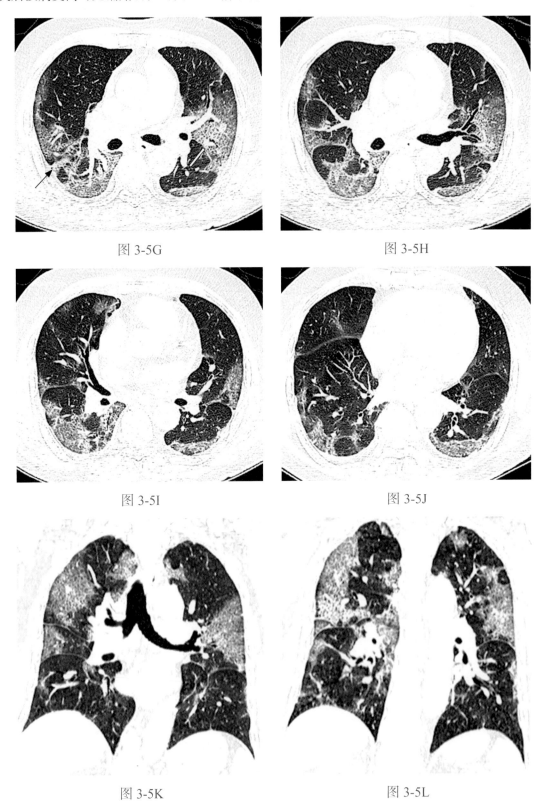

图 3-5G　　　　　　　　　　　　　　　　图 3-5H

图 3-5I　　　　　　　　　　　　　　　　图 3-5J

图 3-5K　　　　　　　　　　　　　　　　图 3-5L

发病第 7 天复查 CT，示双肺磨玻璃样密度影范围明显增大、局部密度增高（图 3-5E～L），双肺病变内出现典型的铺路石征（图 3-5G 箭示）。

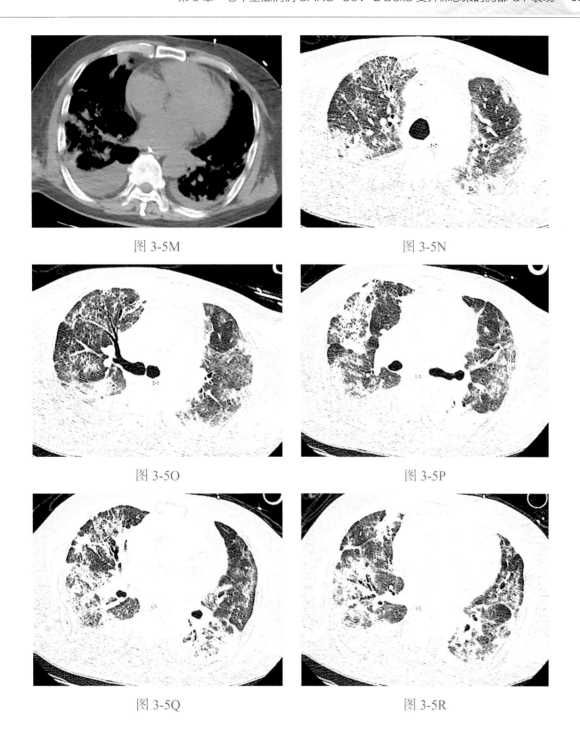

图 3-5M　　　　　　　　　　　　　　　图 3-5N

图 3-5O　　　　　　　　　　　　　　　图 3-5P

图 3-5Q　　　　　　　　　　　　　　　图 3-5R

发病第 15 天（影像高峰期）复查 CT 示双肺新增多发病灶，出现实变影（图 3-5N～R），其内可见空气支气管征（图 3-5P、Q），亦出现少量心包积液及双侧少量胸腔积液（图 3-5M），以右侧为著。

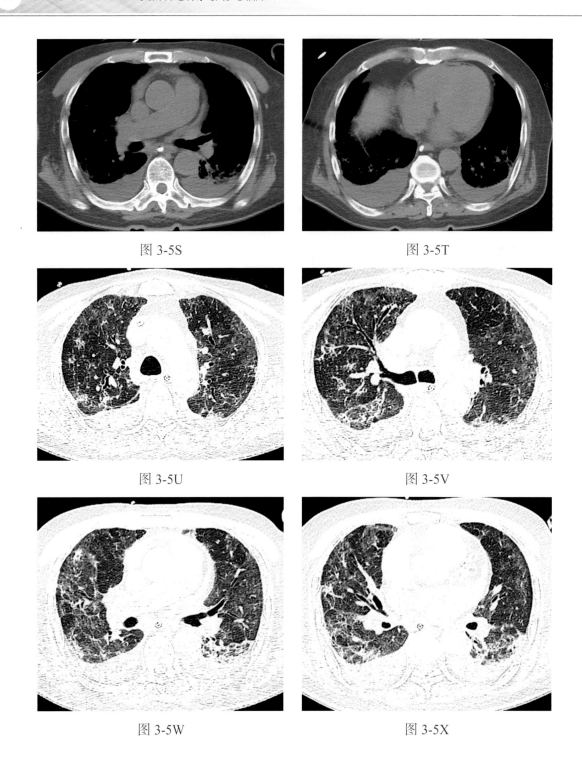

图 3-5S                          图 3-5T

图 3-5U                          图 3-5V

图 3-5W                          图 3-5X

　　发病第 26 天行 ECMO 支持治疗，改善肺氧合及通气，治疗 10 天后临床症状改善，病情稳定。发病第 36 天复查胸部 CT，示双肺实变影较前明显减少，仍可见大范围磨玻璃样改变（图 3-5U～X），双肺间质性改变明显，双侧胸腔有较多积液（图 3-5S、T）。

## 病例 3-6

　　患者，男，85 岁，因"发热 1 天"入院，偶有咳嗽、咳痰，无畏寒、寒战，无恶心、呕吐等不适，最高体温 37.5℃。流行病学史：患者有新型冠状病毒肺炎疫情高风险区居住史。患者有高血压病史 10 余年，最高收缩压大于 180mmHg。入院时体温 37.2℃，脉搏 70 次 / 分，呼吸 20 次 / 分。实验室检查：C- 反应蛋白 27.78mg/L，白细胞总数 $5.12×10^9$/L，中性粒细胞计数 $3.22×10^9$/L，淋巴细胞计数 $1.30×10^9$/L；血氧饱和度 99.0%。经广州市 CDC 咽拭子新型冠状病毒核酸检测阳性确诊。住院期间临床诊断为新型冠状病毒肺炎（危重型），影像表现如图 3-6A～V 所示。

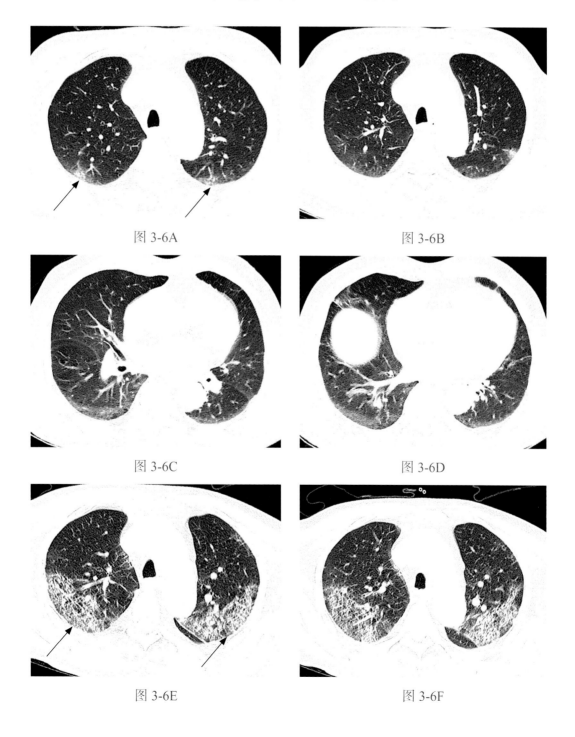

图 3-6A　　　　　　　　　　　　　图 3-6B

图 3-6C　　　　　　　　　　　　　图 3-6D

图 3-6E　　　　　　　　　　　　　图 3-6F

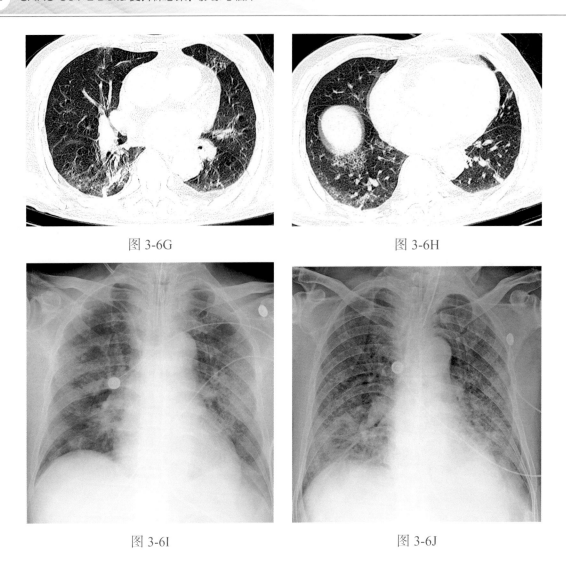

图 3-6G　　　　　　　　　　　　　图 3-6H

图 3-6I　　　　　　　　　　　　　图 3-6J

　　发病第 1 天首次胸部 CT 检查示双肺多发斑片状磨玻璃样密度影（图 3-6A～D，图 3-6A 箭示），边界不清，以胸膜下分布为主；发病第 4 天复查 CT 示双肺磨玻璃样密度影范围明显增大、密度增高（图 3-6E～H），局部可见网织状改变（图 3-6E 箭示）；发病第 6 天复查床边胸片示双肺弥漫渗出性病变（图 3-6I），边界不清；发病第 9 天复查胸片示双肺弥漫性病变较前进展，双肺透亮度减低（图 3-6J）。

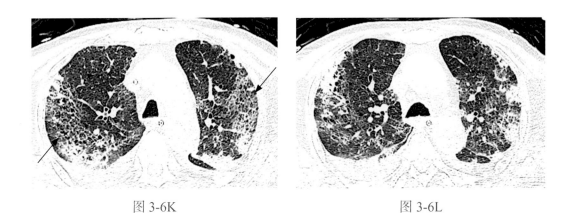

图 3-6K　　　　　　　　　　　　　图 3-6L

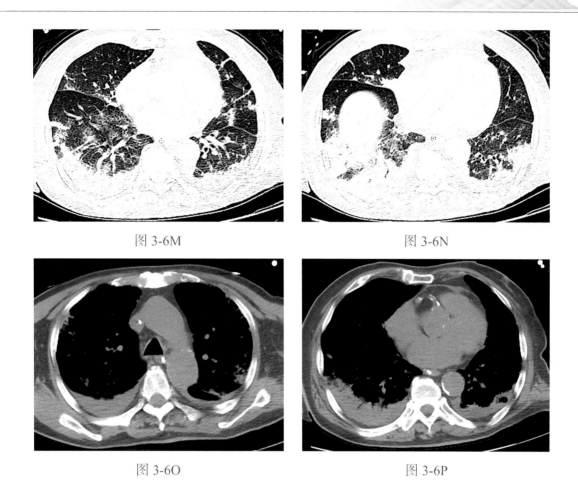

图 3-6M　　　　　　　　　　　　　　　　　图 3-6N

图 3-6O　　　　　　　　　　　　　　　　　图 3-6P

发病第 12 天（影像高峰期）复查 CT 示双肺磨玻璃样密度影密度增高，局部实变（图 3-6K～N），铺路石征及网织状改变较前明显（图 3-6K 箭示），双侧胸腔可见少量积液（图 3-6O、P）。

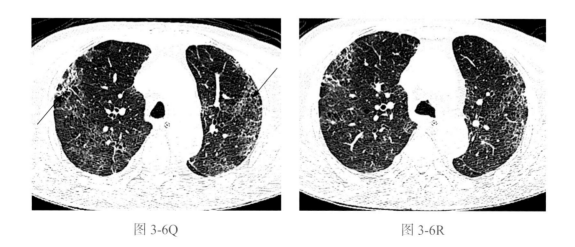

图 3-6Q　　　　　　　　　　　　　　　　　图 3-6R

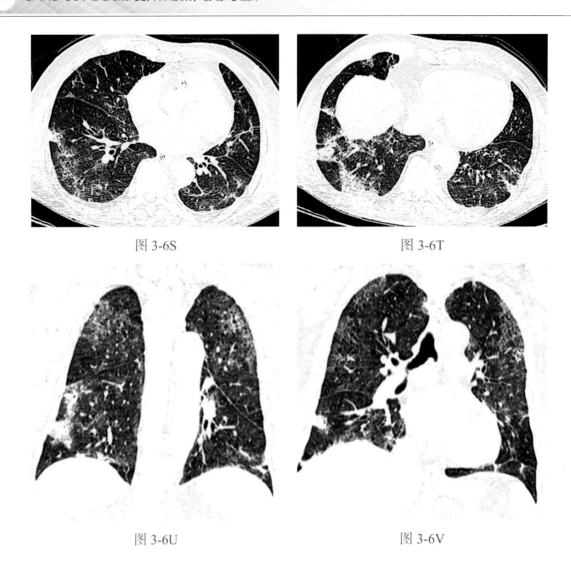

图 3-6S                             图 3-6T

图 3-6U                             图 3-6V

　　发病第 17 天复查胸部 CT 示双肺磨玻璃样病变及实变影较前明显吸收、减少（图 3-6Q～V），范围亦缩小，双肺上叶小叶间隔增厚明显，局部仍可见网织状改变（图 3-6Q 箭示），双侧胸腔积液已完全吸收，双肺下叶仍可见斑片状实变影（图 3-6T），局部见胸膜下线及条索状影（图 3-6S）。

**病例 3-7**

　　患者，男，69 岁，因"咽部不适 1 周"入院。伴咳嗽、少许咳痰，无畏寒、寒战，无气促、呼吸困难等不适。流行病学史：患者有新型冠状病毒肺炎疫情高风险区居住史及与确诊病例密切接触史。患者既往有慢性阻塞性肺疾病史。入院时体温 36.2℃，脉搏 91 次 / 分，呼吸 18 次 / 分。实验室检查：C- 反应蛋白＜10mg/L，白细胞总数 $7.8\times10^9$/L，中性粒细胞计数 $5.31\times10^9$/L，淋巴细胞计数 $1.36\times10^9$/L；血氧饱和度 97.1%。经广州市 CDC 咽拭子新型冠状病毒核酸检测阳性确诊。住院期间临床诊断为新型冠状病毒肺炎（危重型），影像表现如图 3-7A～X 所示。

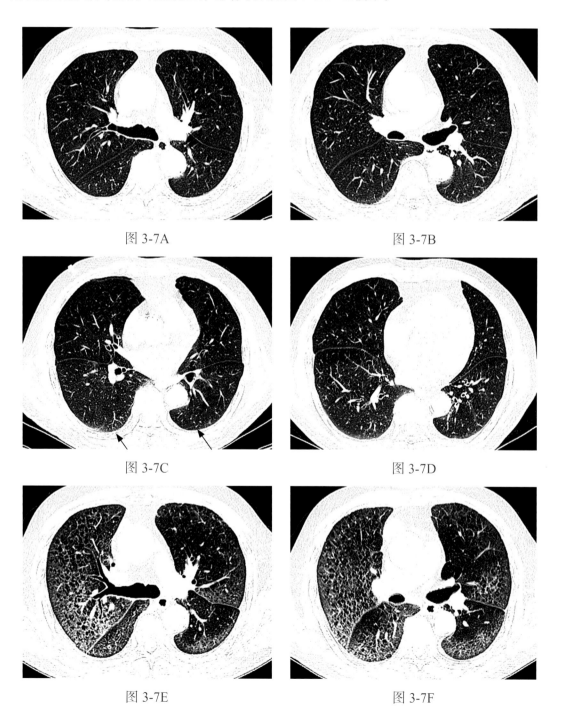

图 3-7A　　　　　　　　　　　　　　　图 3-7B

图 3-7C　　　　　　　　　　　　　　　图 3-7D

图 3-7E　　　　　　　　　　　　　　　图 3-7F

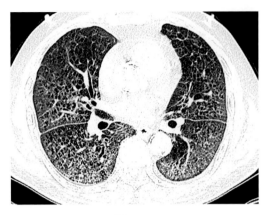

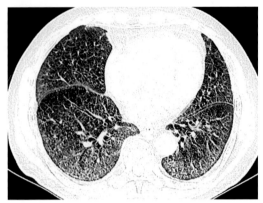

图 3-7G                                                  图 3-7H

发病第 7 天首次胸部 CT 检查（图 3-7A～D）示双肺下叶胸膜下见少许小斑片状磨玻璃样密度影（图 3-7C 箭示），边界不清；发病第 13 天（影像高峰期）复查 CT 示双肺磨玻璃样密度影范围明显增大、密度增高（图 3-7E～H），呈铺路石征及网织状改变。

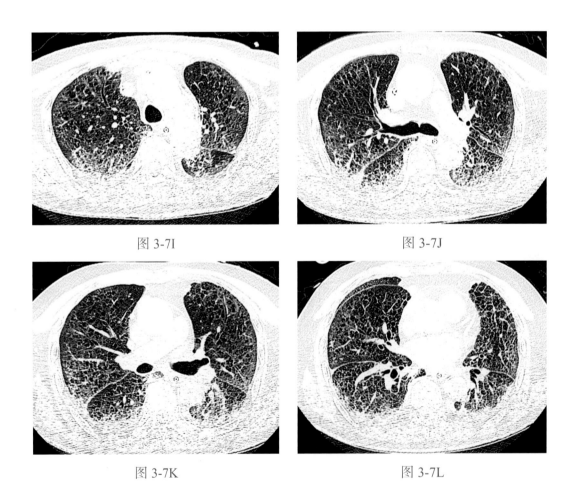

图 3-7I                                                  图 3-7J

图 3-7K                                                  图 3-7L

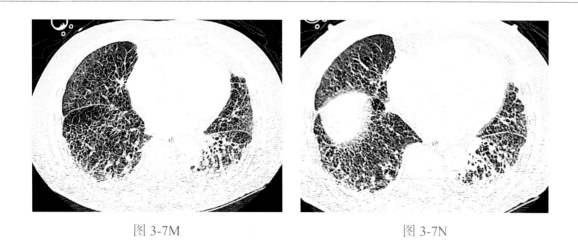

图 3-7M　　　　　　　　　　　　　　图 3-7N

发病第 20 天后复查 CT 示双肺弥漫性磨玻璃样病变（图 3-7I～N），边界不清，病变局部密度增高，呈实变影。

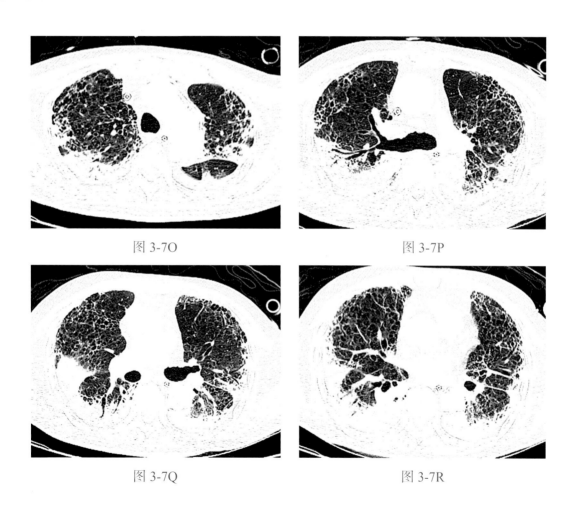

图 3-7O　　　　　　　　　　　　　　图 3-7P

图 3-7Q　　　　　　　　　　　　　　图 3-7R

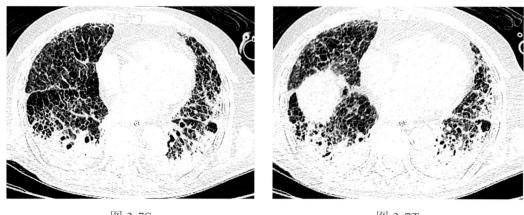

图 3-7S　　　　　　　　　　　　　图 3-7T

发病第 32 天复查 CT 示双肺磨玻璃样密度影范围缩小，实变影范围增大、密度增高（图 3-7O～T）。

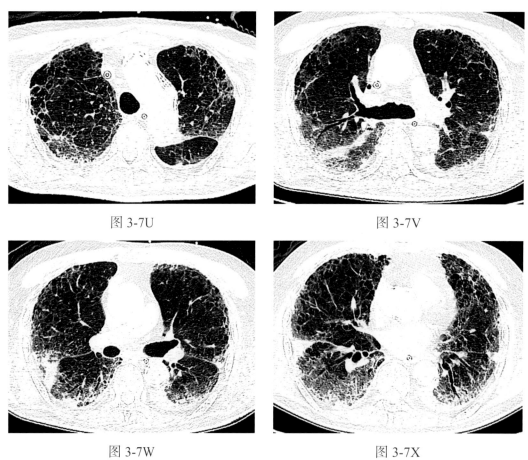

图 3-7U　　　　　　　　　　　　　图 3-7V

图 3-7W　　　　　　　　　　　　　图 3-7X

发病第 26 天开始启动 ECMO 治疗，治疗 15 天后临床症状改善，病情缓解；发病第 41 天复查胸部 CT，示双肺磨玻璃样密度影及实变影较前吸收、减少（图 3-7U～X），范围亦缩小，双肺上叶小叶间隔增厚，仍可见大范围网织状改变，双肺上叶可见胸膜下线及条索状影。

## 病例 3-8

　　患者，女，63 岁，因"发热 3 天，咳嗽 1 天"入院。体温最高 39℃，伴畏寒，无明显寒战，有轻度肌肉酸痛，无胸闷、气促、呼吸困难等不适。流行病学史：患者有与新型冠状病毒肺炎确诊病例密切接触史。患者既往有高血压及冠心病史。入院时体温 37.6℃，脉搏 80 次 / 分，呼吸 20 次 / 分。实验室检查：C- 反应蛋白 98.35mg/L，白细胞总数 $4.19×10^9$/L，中性粒细胞计数 $2.35×10^9$/L，淋巴细胞计数 $0.32×10^9$/L；血氧饱和度 97.6%。经广州市 CDC 咽拭子新型冠状病毒核酸检测阳性确诊。住院期间临床诊断为新型冠状病毒肺炎（危重型），影像表现如图 3-8A～X 所示。

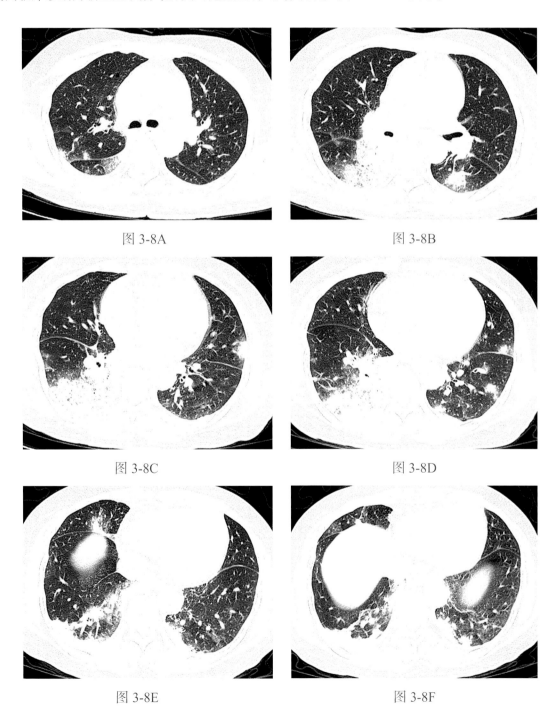

图 3-8A

图 3-8B

图 3-8C

图 3-8D

图 3-8E

图 3-8F

发病第 4 天首次胸部 CT 检查示双肺多发斑片状磨玻璃样密度影及实变影（图 3-8A～F），边界不清，以双肺下叶胸膜下分布为主，部分病灶内可见空气支气管征。

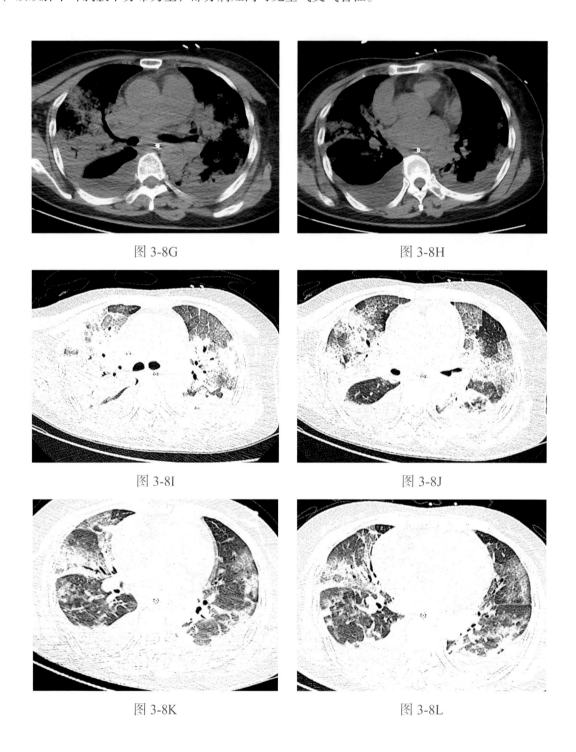

图 3-8G                    图 3-8H

图 3-8I                    图 3-8J

图 3-8K                    图 3-8L

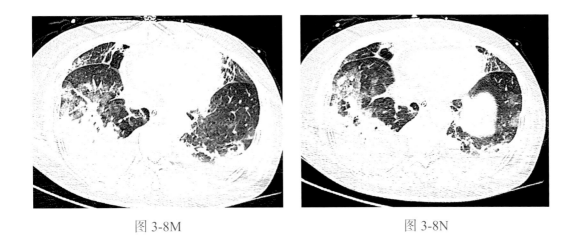

图 3-8M　　　　　　　　　　　　　　　　　图 3-8N

　　发病第 11 天（影像高峰期）复查 CT 示双侧胸腔积液（图 3-8G、H）；双肺病变范围明显增大、密度增高，病变呈弥漫性分布，表现为白肺（图 3-8I～N）。

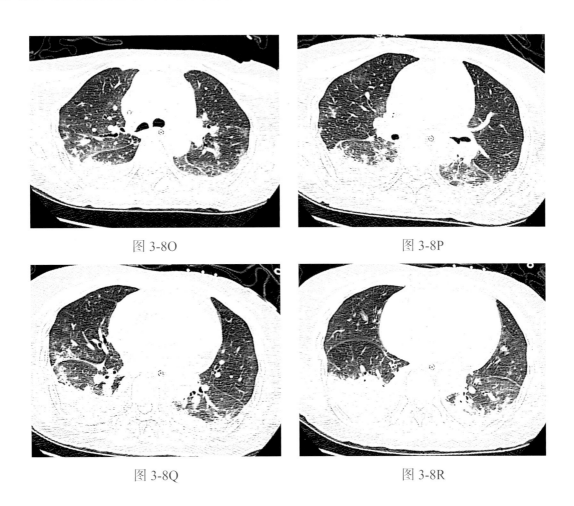

图 3-8O　　　　　　　　　　　　　　　　　图 3-8P

图 3-8Q　　　　　　　　　　　　　　　　　图 3-8R

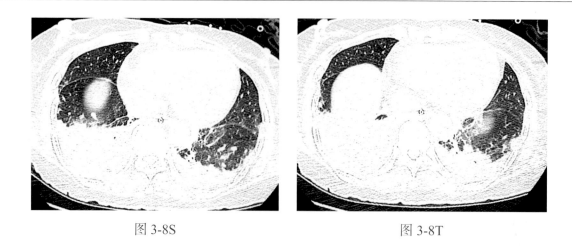

图 3-8S                                    图 3-8T

发病第 21 天复查 CT 示双肺病变明显吸收、减少，实变影范围明显缩小（图 3-8O～T），双侧胸腔仍见较多积液。

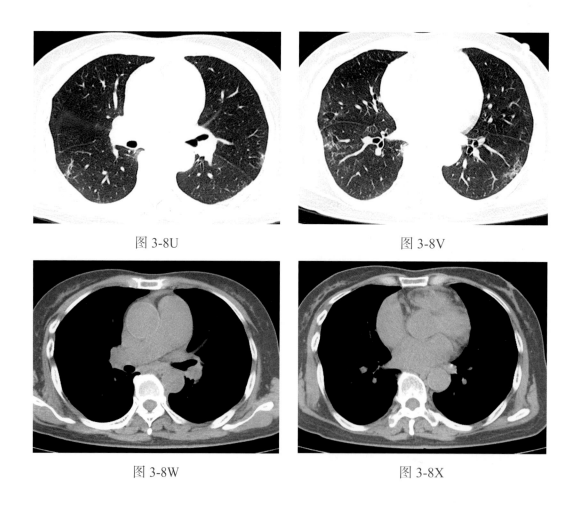

图 3-8U                                    图 3-8V

图 3-8W                                    图 3-8X

出院后第 6 天复查胸部 CT 示双肺实变影已吸收，双肺残留较多纤维条索影及少量斑片状淡薄磨玻璃样密度影（图 3-8U～V），以双肺下叶为著，双侧胸腔积液已完全吸收（图 3-8W、X）。

## 病例 3-9

患者，男，76 岁，因"新型冠状病毒核酸检测阳性 1 天"入院，无发热、畏寒、寒战，无咳嗽、咳痰等不适。流行病学史：患者有与新型冠状病毒肺炎确诊病例密切接触史。患者无高血压、糖尿病及冠心病等基础性疾病史。入院时体温 36℃，脉搏 83 次 / 分，呼吸 20 次 / 分。实验室检查：C- 反应蛋白 12.37mg/L，白细胞总数 8.96×10⁹/L，中性粒细胞计数 6.87×10⁹/L，淋巴细胞计数 1.36×10⁹/L；血氧饱和度 99.0%。经广州市 CDC 咽拭子新型冠状病毒核酸检测阳性确诊。住院期间临床诊断为新型冠状病毒肺炎（重型），影像表现如图 3-9A～X 所示。

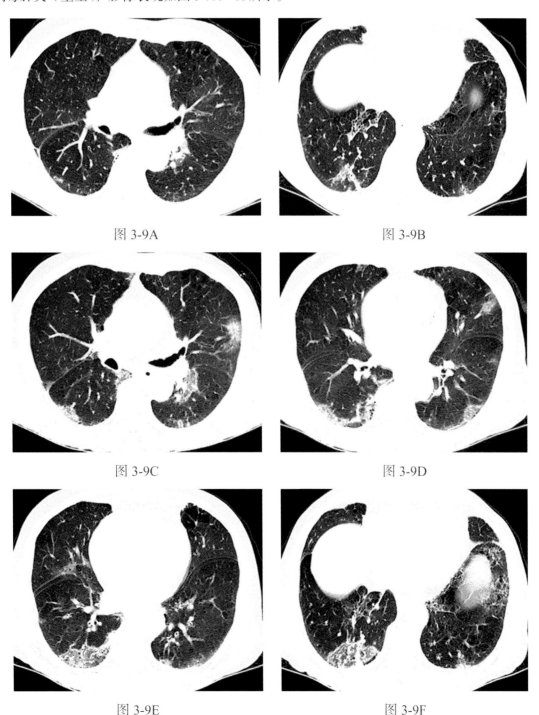

图 3-9A　　　　　　　　　　　　　　　　图 3-9B

图 3-9C　　　　　　　　　　　　　　　　图 3-9D

图 3-9E　　　　　　　　　　　　　　　　图 3-9F

　　发病第 1 天首次胸部 CT 检查，示双肺胸膜下多发小斑片状磨玻璃样密度影（图 3-9A～B），边界不清；发病第 3 天复查 CT，示双肺磨玻璃样密度影范围增大、密度增高（图 3-9C～F），双肺下叶病灶内可见铺路石征（图 3-9E、F）。

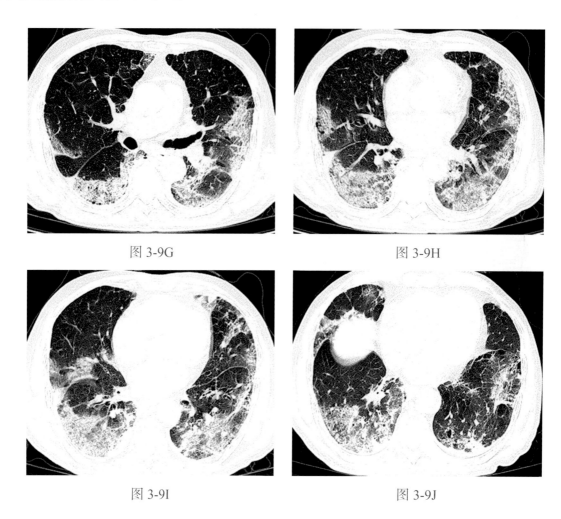

图 3-9G　　　　　　　　　　　　　　　　图 3-9H

图 3-9I　　　　　　　　　　　　　　　　图 3-9J

　　发病第 9 天复查 CT 示双肺病变持续进展，病变范围明显增大、密度增高，呈弥漫性分布，病灶内铺路石征较前明显（图 3-9G～J）。

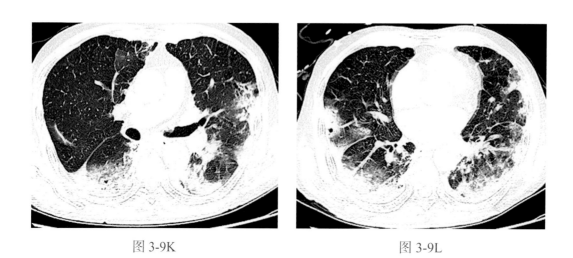

图 3-9K　　　　　　　　　　　　　　　　图 3-9L

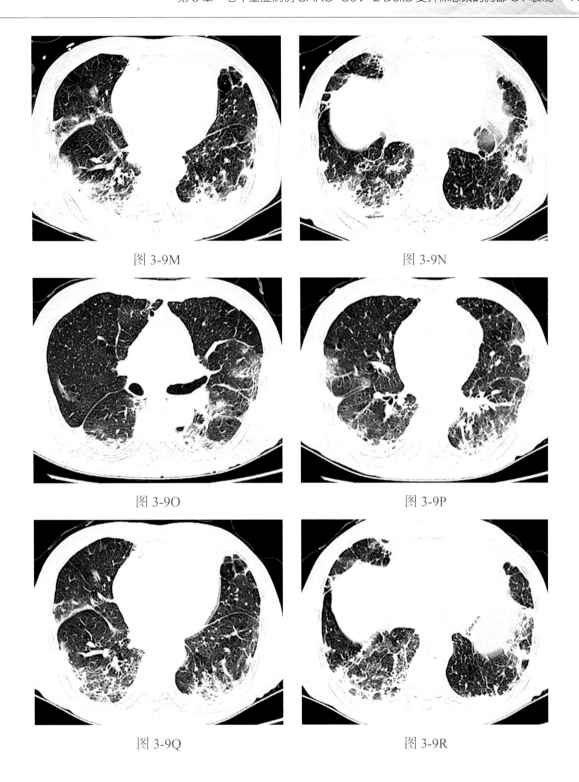

图 3-9M 图 3-9N

图 3-9O 图 3-9P

图 3-9Q 图 3-9R

　　发病第 14 天（影像高峰期）复查 CT，示双肺病变在磨玻璃样密度影基础上出现实变影（图 3-9K～N），可见空气支气管征；发病第 20 天复查胸部 CT，示双肺实变影范围缩小（图 3-9O～R），病灶局部出现条索影。

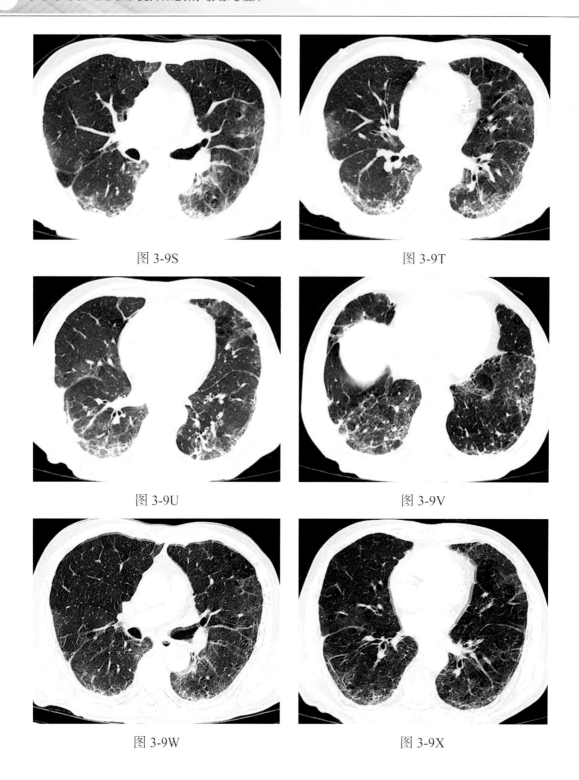

图 3-9S                    图 3-9T

图 3-9U                    图 3-9V

图 3-9W                    图 3-9X

　　发病第 29 天复查 CT，示双肺实变影已吸收，条索灶较前增多（图 3-9S～V）；出院后第 18 天复查 CT，示双肺胸膜下残留少量纤维条索影及斑片状淡薄磨玻璃样密度影，以双肺下叶为著（图 3-9W、X）。

## 病例 3-10

　　患者，男，63 岁，因"发热、乏力 1 天"入院，最高体温 39℃，无寒战、肌肉酸痛，无咳嗽、咳痰等不适。流行病学史：患者有与新型冠状病毒肺炎确诊病例密切接触史。患者既往有高血压、糖尿病病史。入院时体温 37.6℃，脉搏 104 次 / 分，呼吸 20 次 / 分。实验室检查：C- 反应蛋白 21.60mg/L，白细胞总数 $6.08 \times 10^9$ /L，中性粒细胞计数 $4.67 \times 10^9$ /L，淋巴细胞计数 $0.99 \times 10^9$ /L；血氧饱和度98.0%。经广州市 CDC 咽拭子新型冠状病毒核酸检测阳性确诊。住院期间临床诊断为新型冠状病毒肺炎（危重型），影像表现如图 3-10A～X 所示。

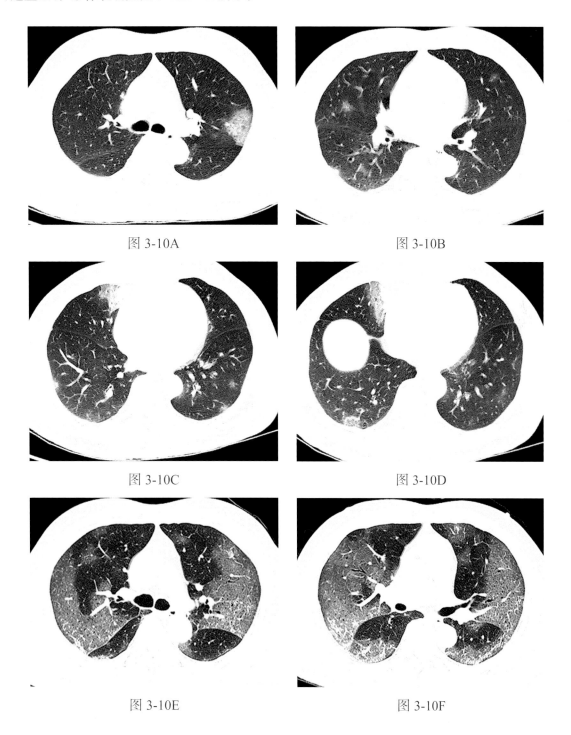

图 3-10A

图 3-10B

图 3-10C

图 3-10D

图 3-10E

图 3-10F

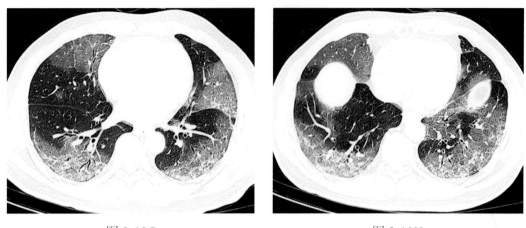

图 3-10G　　　　　　　　　　　　　图 3-10H

　　发病第 1 天首次胸部 CT 检查，示双肺多发斑片状磨玻璃样密度影（图 3-10A～D），边界不清，以胸膜下分布为主；发病第 4 天复查 CT，示双肺磨玻璃样密度影范围明显增大、密度增高（图 3-10E～H）。

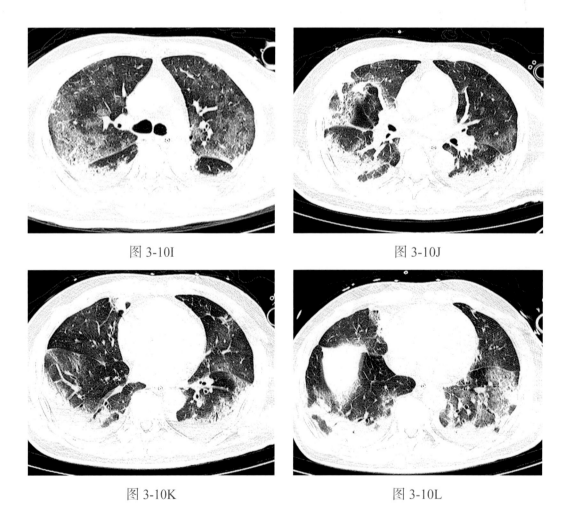

图 3-10I　　　　　　　　　　　　　图 3-10J

图 3-10K　　　　　　　　　　　　　图 3-10L

　　发病第 10 天（影像高峰期）复查 CT 示双肺弥漫性病变（图 3-10I～L），病变在磨玻璃样密度影基础上出现片状实变影，边界不清，病灶内可见空气支气管征。

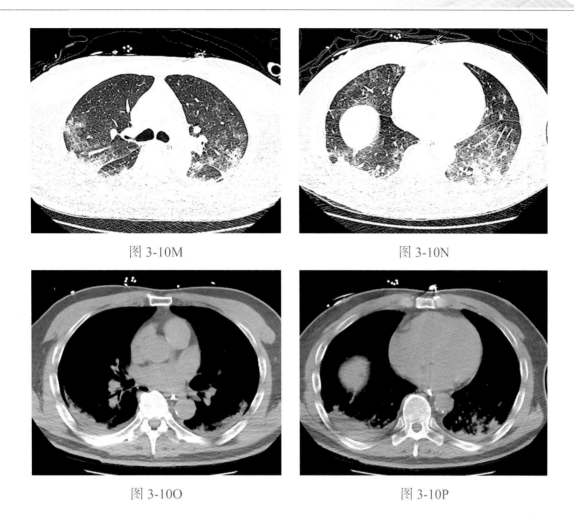

图 3-10M　　　　　　　　　　　　　图 3-10N

图 3-10O　　　　　　　　　　　　　图 3-10P

　　发病第 18 天复查 CT 示双肺病变较前明显吸收、减少，实变影范围缩小、密度减低（图 3-10M、N），双侧胸腔出现少量积液（图 3-10O、P）。

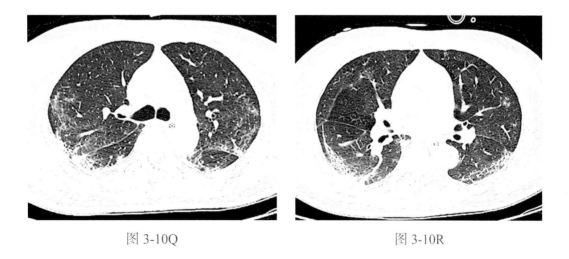

图 3-10Q　　　　　　　　　　　　　图 3-10R

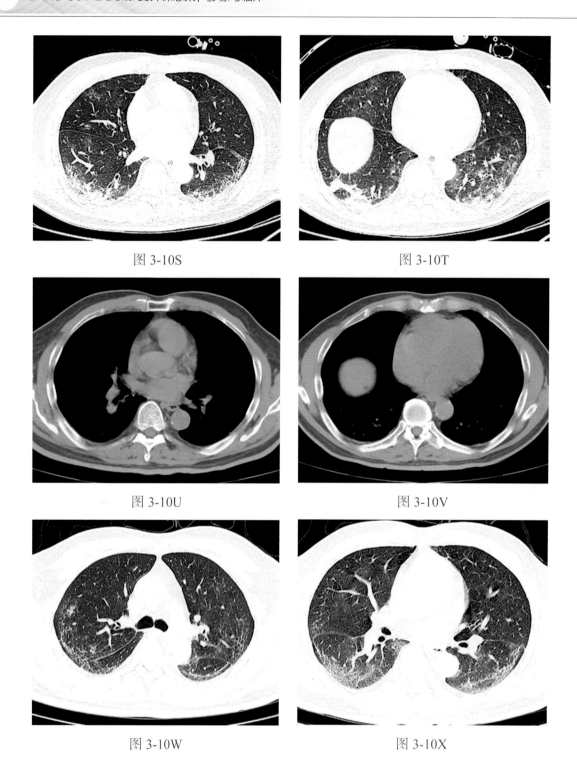

图 3-10S　　　　　　　　　　　　　　　图 3-10T

图 3-10U　　　　　　　　　　　　　　　图 3-10V

图 3-10W　　　　　　　　　　　　　　　图 3-10X

　　发病第 25 天复查 CT 示双肺病变进一步吸收、减少，病灶局部出现纤维条索影（图 3-10Q～T）；出院后第 15 天复查胸部 CT 示双肺胸膜下残留较多纤维条索影及斑片状淡薄磨玻璃样密度影（图 3-10U～X），实变影已吸收，双侧胸腔积液已完全吸收（图 3-10U、V），可见胸膜下线（图 3-10W）。

## 病例 3-11

　　患者，女，63 岁，因"发热 2 天"入院，最高体温 39.5℃，伴轻微咳嗽、少量黄痰、四肢肌肉酸痛、乏力。流行病学史：有新型冠状病毒肺炎疫情高风险区接触史。平素身体良好，否认高血压、冠心病、糖尿病等慢性病史。入院时体温 37.5℃，脉搏 79 次 / 分，呼吸 20 次 / 分。实验室检查：C- 反应蛋白 13.37mg/L，白细胞总数 $3.85 \times 10^9$ /L，中性粒细胞计数 $3.67 \times 10^9$/L，淋巴细胞计数 $1.95 \times 10^9$/L；血氧饱和度 97.8.0%。经广州市 CDC 咽拭子新型冠状病毒核酸检测阳性确诊。住院期间临床诊断为新型冠状病毒肺炎（危重型），影像表现如图 3-11A～V 所示。

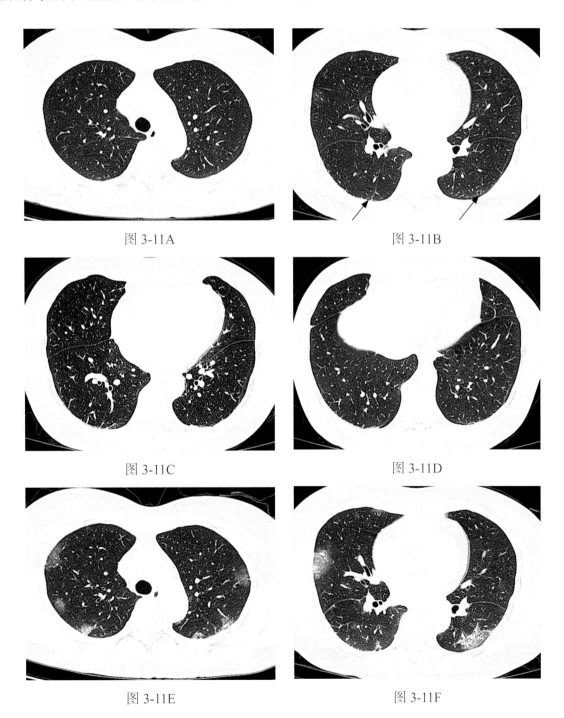

图 3-11A　　　　　　　　　　　　　图 3-11B

图 3-11C　　　　　　　　　　　　　图 3-11D

图 3-11E　　　　　　　　　　　　　图 3-11F

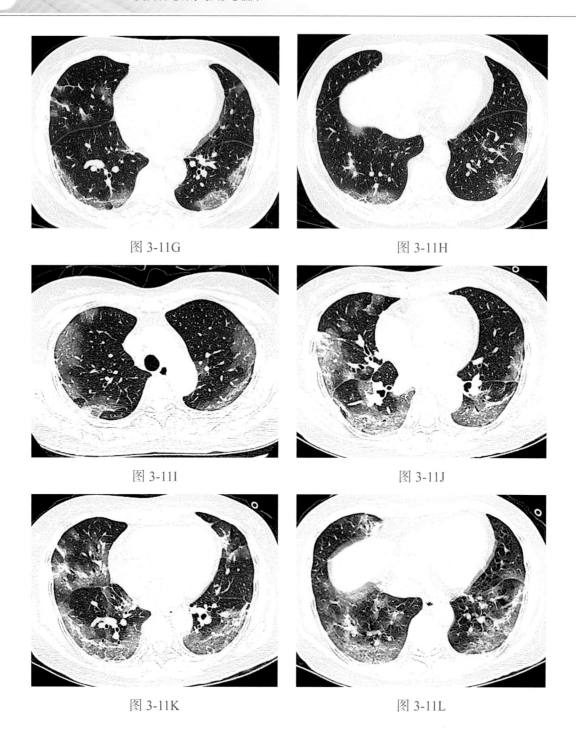

图 3-11G                        图 3-11H

图 3-11I                        图 3-11J

图 3-11K                        图 3-11L

发病第 2 天首次胸部 CT 检查示双肺下叶少量小斑片状磨玻璃样密度影，边界不清（图 3-11A～D），边界不清，以胸膜下分布为主（图 3-11B 箭示）；发病第 6 天复查 CT 示双肺胸膜下多发磨玻璃样密度影，病灶较前增多、范围增大、密度增高（图 3-11E～H）；发病第 8 天（影像高峰期）复查 CT 示双肺病变持续进展，病变范围增大、密度增高，局部呈实变影（图 3-11I～L），部分病灶内出现铺路石征（图 3-11K、L）。

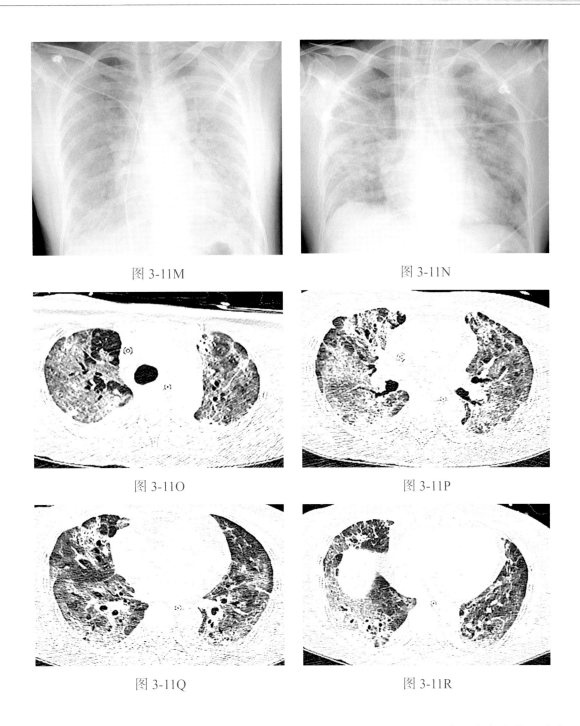

图 3-11M

图 3-11N

图 3-11O

图 3-11P

图 3-11Q

图 3-11R

　　发病第 15 天复查床边胸片示双肺弥漫渗出性病变（图 3-11M），边界不清，实变影范围增大，双侧胸腔可见较多积液；发病第 16 天启动 ECMO 支持治疗，治疗 7 天后临床症状有所改善，病情较前稳定；发病第 23 天复查胸片示双肺弥漫性病变较前吸收、范围有所缩小，双肺透亮度增高，胸腔积液较前吸收（图 3-11N）；发病 28 天后复查 CT 示双肺磨玻璃样密度影密度增高，局部实变（图 3-11O～R），双肺小叶间隔增厚，铺路石征较前明显（图 3-11P、Q）。

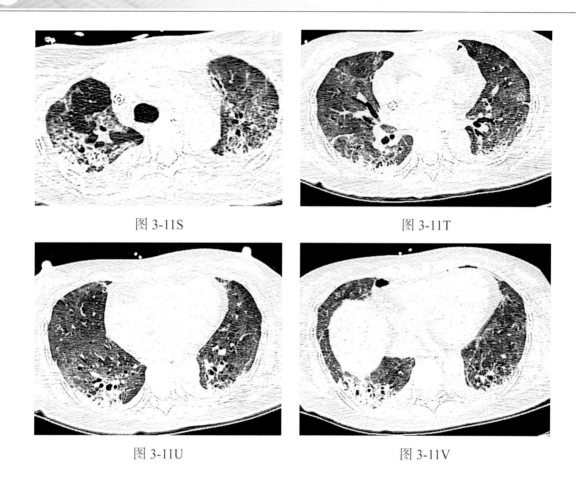

图 3-11S                              图 3-11T

图 3-11U                              图 3-11V

发病第 47 天复查胸部 CT 示双肺磨玻璃样病变及实变影较前吸收、减少（图 3-11S～V），密度减低，双肺小叶间隔增厚较前改善，局部仍可见网织状改变（图 3-11S），双肺下叶可见胸膜下线及条索影。

（张志平　张烈光　蔡水江　邓西龙　廖美炎）

# 第 4 章　青中年 SARS-CoV-2 Delta 变异株感染的胸部 CT 表现

在这次 SARS-CoV-2 Delta 变异株引起的广州本地疫情中，166 名新型冠状病毒阳性患者中，青中年患者占比 48.8%（81/166），青中年组临床分型占比如下：危重型 0%，重型 3.7%，普通型 79.01%，轻型 14.8%，无症状阳性检测 2.47%。青中年组新型冠状病毒肺炎以普通型、轻型为主。

青中年组 SARS-CoV-2 Delta 变异株的胸部 CT 特点总结如下。

早期：单发或双肺多发磨玻璃样密度影，以双肺多发病灶常见，以肺野外周或胸膜下分布为主，下叶多见，边缘不清，病灶形态表现多样，可呈结节状、斑片状、片状或不规则形，其内可见增粗血管影，伴或不伴局部小叶间隔增厚，可见晕征或反晕征，密度可不均匀，无实变或伴局部实变。部分患者发病早期 CT 可无异常表现。胸腔积液、纵隔淋巴结肿大少见。

进展期：常在发病后 3～10 天临床症状加重，影像进展迅速，CT 显示双肺病灶较早期明显增多，范围逐渐扩大，密度逐渐增高，常见小叶间隔、小叶内间隔及胸膜下间质增厚；病情严重者可见双肺弥漫病变，肺组织实变趋多，实变影内可见空气支气管征，以双肺下叶较明显，重症患者肺部影像学显示 24～48 小时病灶明显进展＞50%。小部分患者可见少量胸腔积液。

吸收期：经过有效临床治疗，肺内病灶开始逐渐吸收，病变范围逐渐缩小，密度逐渐减低，常出现病变边缘条索状影，以胸膜下多见，称为胸膜下线。出现胸膜下线提示病变吸收好转。

**病例 4-1**

  患者，女，22岁，因"发热3天，发现新型冠状病毒核酸初筛阳性半天"入院。流行病学史：发病前曾接触新型冠状病毒感染确诊者，潜伏期5天。未接种新冠疫苗。入院时体温36.5℃，病程中最高体温38.2℃。实验室检查：血清淀粉样蛋白A＜4.8mg/L，C-反应蛋白＜10mg/L，白细胞总数$6.06×10^9$/L、淋巴细胞计数下降至$1.07×10^9$/L。经广州CDC鼻咽拭子新型冠状病毒核酸检测阳性确诊，临床诊断为新型冠状病毒肺炎（普通型）。分别于发病后第4天、第8天、第18天、第32天行胸部CT检查，如图4-1A～D所示。

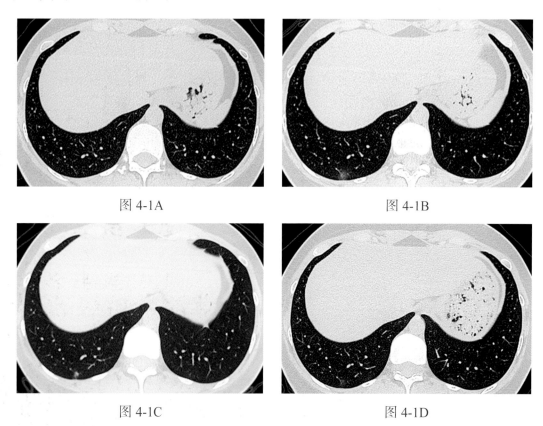

图 4-1A             图 4-1B

图 4-1C             图 4-1D

  发病第4天首次胸部CT平扫肺内未见明显病变（图4-1A）；发病第8天（影像高峰期）胸部CT示右肺下叶后基底段新增一小斑片状磨玻璃样密度影，病变边缘可见增粗血管影，余肺内未见明显异常病变（图4-1B）；发病第28天，经过呼吸道隔离，中药调理，化痰和对症治疗，胸部CT示右肺下叶后基底段磨玻璃样密度影病变较前缩小，中央密度较前增高（图4-1C）。发病第32天，胸部CT示右肺下叶后基底段仍可见少许磨玻璃样密度影，病变较前片进一步吸收、缩小，密度减低（图4-1D）。

病例 4-2

　　患者，男，25 岁，因"咽干 1 天，发热半天"入院。流行病学史：发病前曾与新型冠状病毒感染者聚餐，潜伏期 6 天。已接种第 1 针新冠疫苗。入院时体温 38.5℃，病程中最高体温 39℃。实验室检查：血清淀粉样蛋白 A 升高至 29.48mg/L，C- 反应蛋白＜10mg/L，白细胞总数 $7.24×10^9$/L，淋巴细胞计数下降至 $0.5×10^9$/L。经广州 CDC 咽拭子新型冠状病毒核酸检测阳性确诊，临床诊断为新型冠状病毒肺炎（普通型）。分别于发病后第 3 天、第 6 天、第 9 天、第 12 天、第 17 天、第 30 天行胸部 CT 检查，如图 4-2A～L 所示。

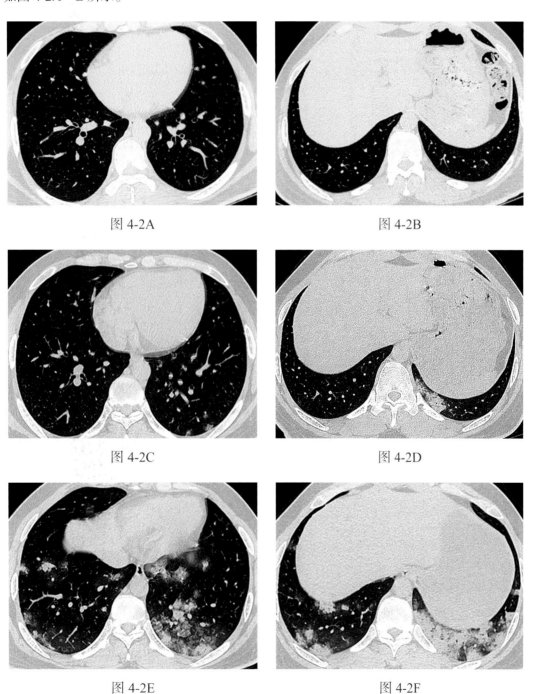

图 4-2A　　　　　　　　　　　　　　图 4-2B

图 4-2C　　　　　　　　　　　　　　图 4-2D

图 4-2E　　　　　　　　　　　　　　图 4-2F

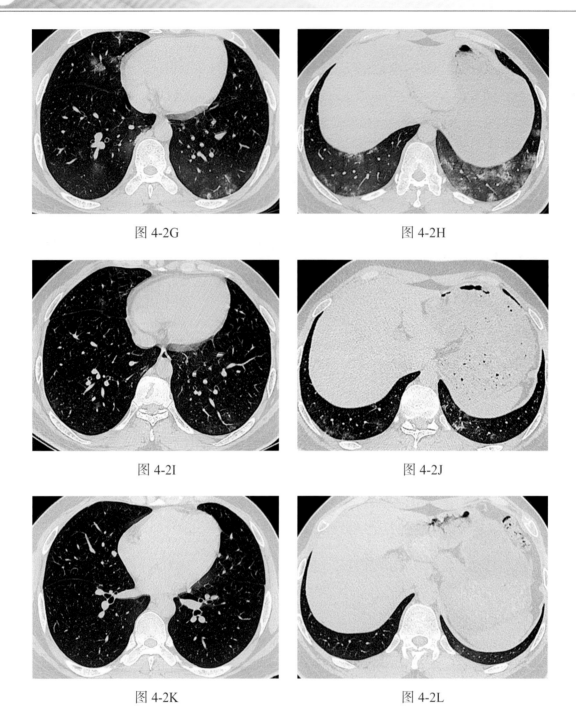

图 4-2G　　　　　　　　　　　　　　图 4-2H

图 4-2I　　　　　　　　　　　　　　图 4-2J

图 4-2K　　　　　　　　　　　　　　图 4-2L

　　发病第 3 天首次胸部 CT 平扫肺内未见明显病变（图 4-2A、B）；发病第 6 天，双肺新增多发磨玻璃样密度影，以胸膜下分布为主（图 4-2C、D）；发病第 9 天（影像高峰期），双肺多发斑片状密度增高影，病变较前明显增多，密度较前增高，局部实变，以左肺下叶为著（图 4-2E、F）；发病第 12 天，双肺多发斑片状密度增高影，患者经过氧疗、中药调理、提高免疫力、其他对症治疗后，病变较前吸收，范围较前缩小，密度较前减低（图 4-2G、H）；发病第 17 天，双肺多发磨玻璃样密度影，病变较前进一步明显吸收、密度减低（图 4-2I、J）；发病第 30 天，左肺下叶后基底段少许磨玻璃样密度影，余肺内病变较前基本吸收（图 4-2K、L）。

## 病例 4-3

　　患者，男，33 岁，因"咽干、咳嗽 2 天，发现新型冠状病毒核酸初筛阳性半天"入院。流行病学史：发病前曾与新型冠状病毒感染者聚餐，潜伏期 6 天。入院时体温 36.2℃。实验室检查：血清淀粉样蛋白 A 升高至 12.34mg/L，C- 反应蛋白<10mg/L，白细胞总数升高至 $12.44\times10^9$/L，淋巴细胞计数 $1.94\times10^9$/L。经广州 CDC 咽拭子新型冠状病毒核酸检测阳性确诊。入院后 3 天发热，最高体温 38.9℃。临床诊断为新型冠状病毒肺炎（普通型）。分别于发病后第 3 天、第 7 天、第 11 天、第 17 天、第 29 天行胸部 CT 检查，如图 4-3A～J 所示。

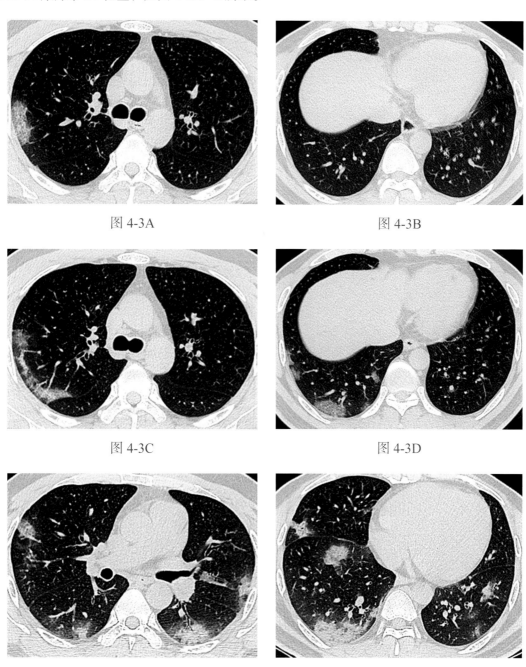

图 4-3A

图 4-3B

图 4-3C

图 4-3D

图 4-3E

图 4-3F

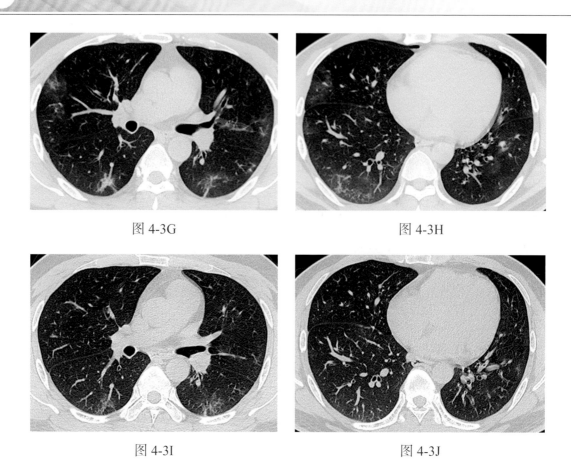

图 4-3G                                      图 4-3H

图 4-3I                                      图 4-3J

　　发病第 3 天，首次胸部 CT 示右肺上叶后段胸膜下斑片状磨玻璃样密度影，边界模糊，可见铺路石征（图 4-3A），余肺内未见明显异常病变（图 4-3B）；发病第 7 天 CT 示右肺上叶后段胸膜下斑片状磨玻璃样密度影，边界模糊，病变较前范围扩大，另双肺新增多发斑片影，以胸膜下分布为主（图 4-3C、D）；发病第 11 天（影像高峰期）CT 示双肺多发斑片状密度增高影，边界模糊，病变较前明显增多，范围扩大，密度较前增高（图 4-3E、F）；发病第 17 天，经过氧疗、化痰、中药调理、升白细胞药物、提高免疫力、补液等治疗，CT 示双肺病变较前明显吸收、减少，密度较前减低，双肺下叶胸膜下局部可见索条影形成（图 4-3G、H）；发病第 29 天，CT 双肺下叶仍见少量斑片状密度增高影，边界模糊，病变较前进一步明显吸收、减少，密度较前减低（图 4-3I、J）。

## 病例 4-4

　　患者，女，39 岁，因"发热伴乏力 7 天，发现新型冠状病毒核酸检测阳性 1 天"入院。流行病学史：居住在新冠高风险区，自诉未接触疑似与确诊新冠患者。入院时体温 37.8℃，病程中最高体温 39.5℃。实验室检查：血清淀粉样蛋白 A 升高至 259.59mg/L，C- 反应蛋白升高至 53.47mg/L，白细胞总数下降至 $2.52×10^9$/L、淋巴细胞计数下降至 $0.74×10^9$/L。经广州 CDC 咽拭子新型冠状病毒核酸检测阳性确诊，临床诊断为新型冠状病毒肺炎（普通型）。分别于发病后第 8 天、第 11 天、第 16 天、第 19 天、第 26 天、第 38 天行胸部 CT 检查，如图 4-4A～X 所示。

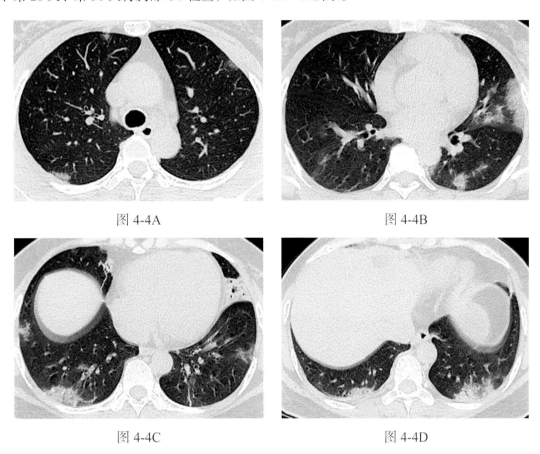

图 4-4A　　　　　　　　　　　　　　　　图 4-4B

图 4-4C　　　　　　　　　　　　　　　　图 4-4D

　　发病第 8 天首次胸部 CT 示双肺各叶胸膜下多发磨玻璃样密度影、斑片状密度增高影（图 4-4A～D）。

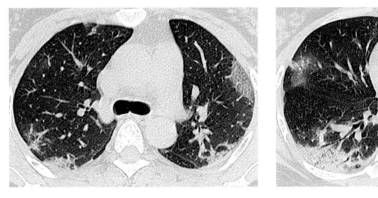

图 4-4E　　　　　　　　　　　　　　　　图 4-4F

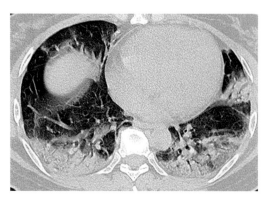

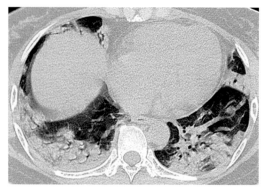

图 4-4G                                    图 4-4H

发病第 11 天胸部 CT 示双肺多发磨玻璃样密度影、斑片状密度增高影；双肺病变较前明显增多、范围增大，密度较前增高；可见多发实变，以双肺下叶为著（图 4-4E～H）。

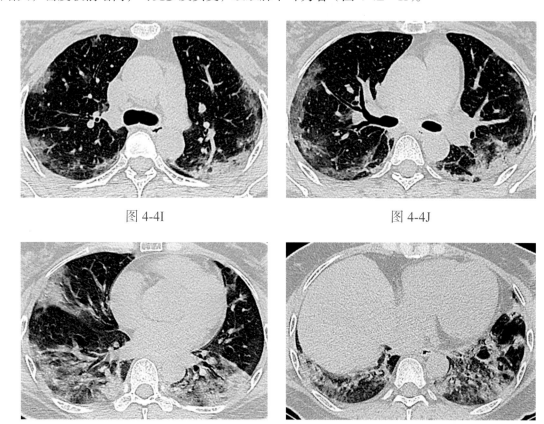

图 4-4I                                    图 4-4J

图 4-4K                                    图 4-4L

发病第 16 天（影像高峰期）经过高流量湿化氧疗、提高免疫力、输注 SARS-CoV-2 单克隆抗体、抗炎、中药调理、俯卧位通气等治疗，患者症状较前好转，胸部 CT 示双肺多发磨玻璃样密度影、斑片状密度增高影，双肺上叶病变较前增多、范围增大，双肺下叶病变密度较前减低（图 4-4I～L）。

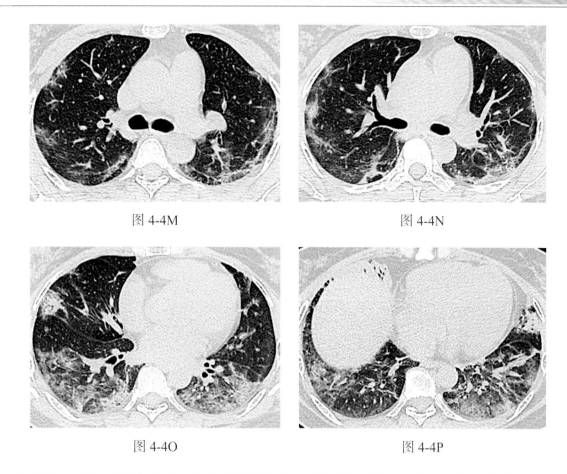

图 4-4M                     图 4-4N

图 4-4O                     图 4-4P

发病第 19 天经过综合治疗，患者症状较前进一步好转，胸部 CT 示双肺多发磨玻璃样密度影、斑片状密度增高影，双肺病变较前范围缩小，病变密度较前减低，双肺上叶胸膜下见弧形条索影（图 4-4M～P）。

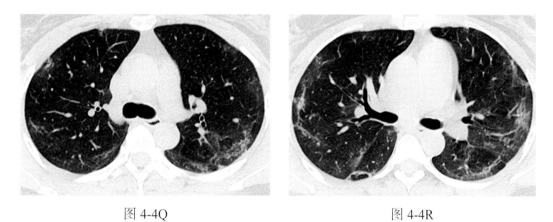

图 4-4Q                     图 4-4R

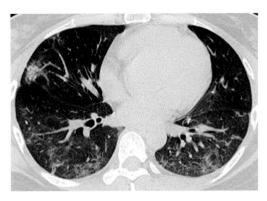
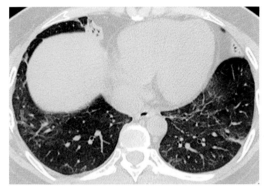

图 4-4S　　　　　　　　　　　　　图 4-4T

　　入院第 19 天（发病第 26 天）胸部 CT 示双肺多发磨玻璃样密度影、条索状密度增高影，双肺病变较前进一步吸收、范围缩小，病变密度较前减低（图 4-4Q～T）。

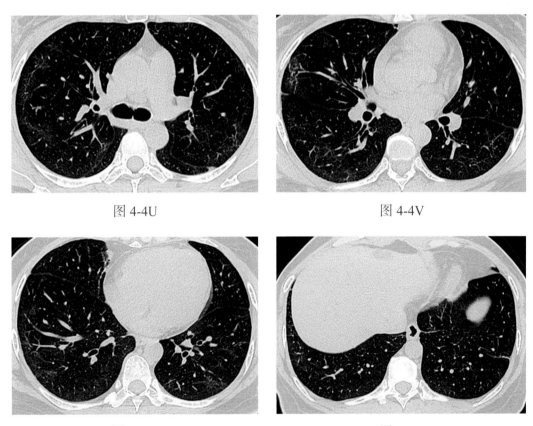

图 4-4U　　　　　　　　　　　　　图 4-4V

图 4-4W　　　　　　　　　　　　　图 4-4X

　　入院第 31 天（发病第 38 天）胸部 CT 示双肺多发磨玻璃样密度影、条索状密度增高影，双肺病变较前进一步吸收、范围缩小，病变密度较前减低（图 4-4U～X）。

## 病例 4-5

　　患者，女，47 岁，因"发热 1 天"入院。流行病学史：发病前有与新冠患者密切接触史，潜伏期 3 天。已接种第 1 针新冠疫苗。入院时体温 38℃，病程中最高体温 39.1℃。实验室检查：血清淀粉样蛋白 A 升高至 10.03mg/L，C- 反应蛋白＜10mg/L，白细胞总数 5.58×$10^9$/L，淋巴细胞计数下降至 0.9×$10^9$/L。经广州 CDC 咽拭子新型冠状病毒核酸检测阳性确诊。临床诊断为新型冠状病毒肺炎（普通型）。分别于发病后第 5 天、第 8 天、第 11 天、第 17 天、第 25 天、第 39 天行胸部 CT 检查，如图 4-5A～L 所示。

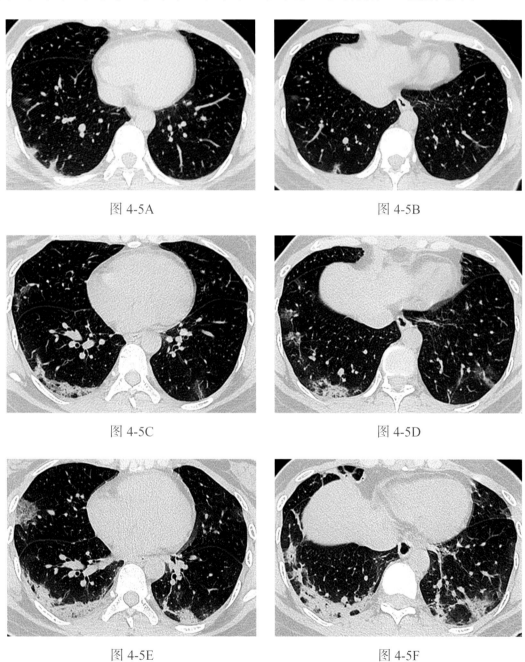

图 4-5A　　　　　　　　　　　　　　　　图 4-5B

图 4-5C　　　　　　　　　　　　　　　　图 4-5D

图 4-5E　　　　　　　　　　　　　　　　图 4-5F

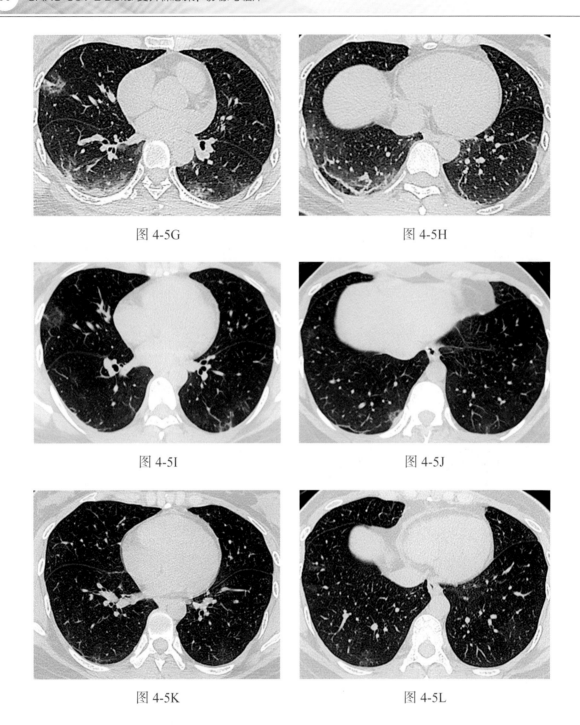

图 4-5G　　　　　　　　　　　　　　　图 4-5H

图 4-5I　　　　　　　　　　　　　　　图 4-5J

图 4-5K　　　　　　　　　　　　　　　图 4-5L

　　发病第 5 天首次胸部 CT 示双肺下叶多发磨玻璃样密度影、斑片状密度增高影，以右肺下叶明显，胸膜下分布为主（图 4-5A、B）；发病第 8 天胸部 CT 示双肺病变较前增多、范围增大，密度较前增高（图 4-5C、D）；发病第 11 天（影像高峰期）胸部 CT 示双肺病变较前进一步进展，伴局部实变（图 4-5E、F）；发病第 17 天，患者经过低流量吸氧、俯卧位通气、止咳化痰、中药调理等治疗，胸部 CT 示双肺病变较前明显吸收减少、范围缩小，密度较前减低，双肺下叶胸膜下线形成（图 4-5G、H）；发病第 25 天（图 4-5I、J）、第 39 天（图 4-5K、L），胸部 CT 示双肺斑片状、条索状密度增高影逐渐吸收、减少。

## 病例 4-6

　　患者，男，55 岁，因"咳嗽 9 天，发热 4 天，新型冠状病毒核酸检测阳性 1 天"入院。流行病学史：发病前有与新冠确诊患者密切接触史，潜伏期 3 天。未接种新冠疫苗。入院时体温 39℃，此后病程中最高体温 39℃。实验室检查：血清淀粉样蛋白 A 升高至 281.99mg/L，C- 反应蛋白升高至 102.19mg/L，白细胞总数 5.67×10⁹/L，淋巴细胞计数下降至 0.83×10⁹/L。经广州 CDC 咽拭子新型冠状病毒核酸检测阳性确诊，临床诊断为新型冠状病毒肺炎（普通型）。分别于发病后第 11 天、第 14 天、第 17 天、第 10 天、第 42 天行胸部 CT 检查，如图 4-6A～T 所示。

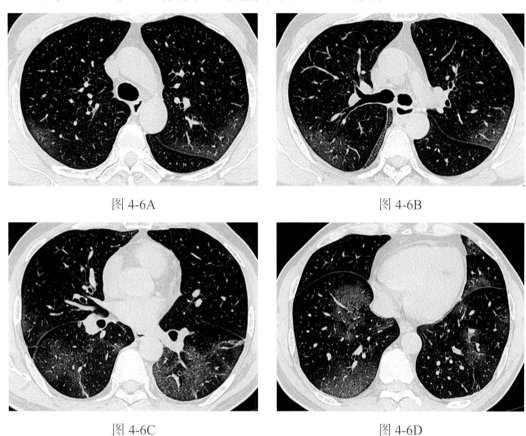

图 4-6A　　　　　　　　　　　　　　　图 4-6B

图 4-6C　　　　　　　　　　　　　　　图 4-6D

　　发病第 11 天首次胸部 CT 示双肺各叶多发斑片状磨玻璃样密度影，以双肺下叶明显，胸膜下分布为主（图 4-6A～D）。

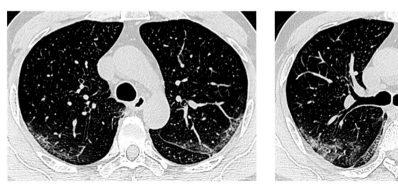

图 4-6E　　　　　　　　　　　　　　　图 4-6F

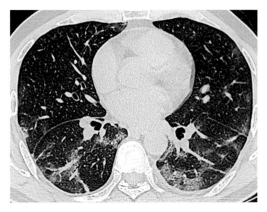
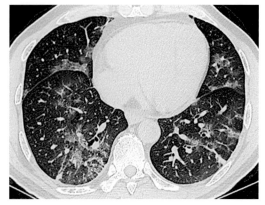

图 4-6G                             图 4-6H

　　发病第 14 天（影像高峰期）患者经过吸氧、中药免疫调节等治疗，胸部 CT 示双肺多发磨玻璃样密度影、斑片状密度增高影，以双肺下叶为主、胸膜下分布为主，双肺病变较前范围稍缩小，密度较前增高（图 4-6E～H）。

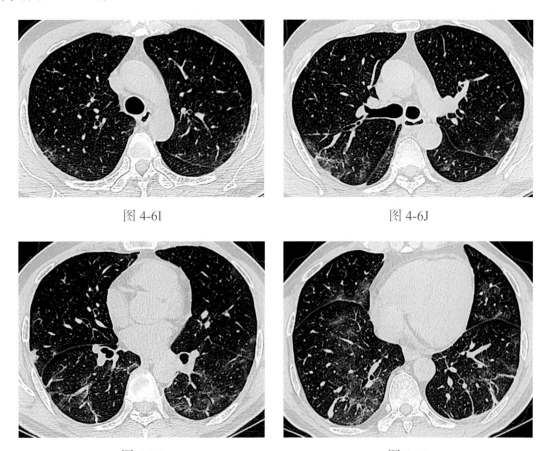

图 4-6I                             图 4-6J

图 4-6K                             图 4-6L

　　发病第 17 天胸部 CT 示双肺多发磨玻璃样密度影、斑片状密度增高影，以双肺下叶为主、胸膜下分布为主，双肺病变较前进一步吸收，范围较前缩小，密度较前增高，病变边缘、双肺下叶见多发条索影（图 4-6I～L）。

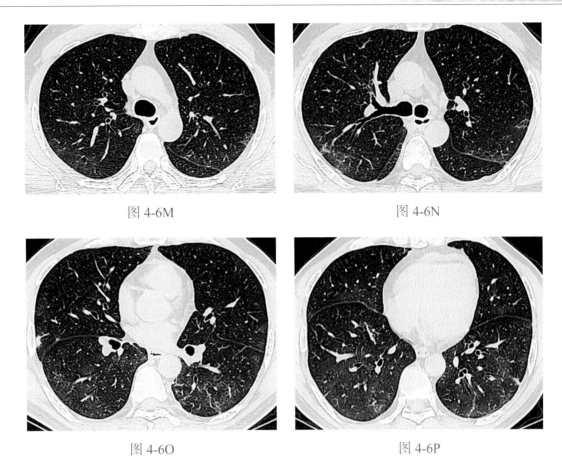

图 4-6M　　　　　　　　　　　　　　　　　　图 4-6N

图 4-6O　　　　　　　　　　　　　　　　　　图 4-6P

发病第 20 天胸部 CT 示双肺病变较前明显吸收、减少，范围较前缩小，密度较前减低（图 4-6M～P）。

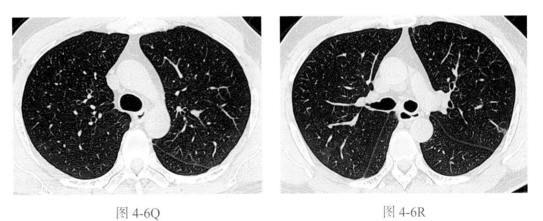

图 4-6Q　　　　　　　　　　　　　　　　　　图 4-6R

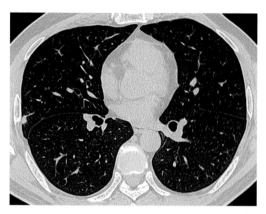
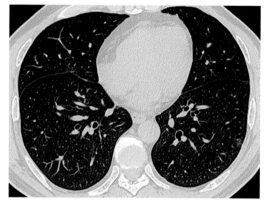

图 4-6S                                    图 4-6T

　　发病第 42 天胸部 CT 示双肺、胸膜下少量磨玻璃样密度影、小斑片状密度增高影，双肺病变较前明显吸收、减少（图 4-6Q～T）。

## 病例 4-7

　　患者，女，59 岁，因"咽干 1 天"入院。流行病学史：发病前有与新冠患者密切接触史，潜伏期 8 天。未接种新冠疫苗。入院时体温 36.4℃，入院后出现发热，病程中最高体温 38.8℃。入院第 4 天实验室检查：血清淀粉样蛋白 A 升高至 134.51mg/L，C- 反应蛋白升高至 25.67mg/L，白细胞总数 4.69×10⁹/L，淋巴细胞计数 1.49×10⁹/L。经广州 CDC 咽拭子新型冠状病毒核酸检测阳性确诊。入院后第 9 天病程第 10 天，患者出现气促，活动后加重，高浓度氧疗下氧合指数<300mmHg。临床诊断为新型冠状病毒肺炎（重型）。分别于发病后第 5 天、第 8 天、第 11 天、发病第 17 天、发病第 25 天、第 55 天行胸部 CT 检查，如图 4-7A～X 所示。

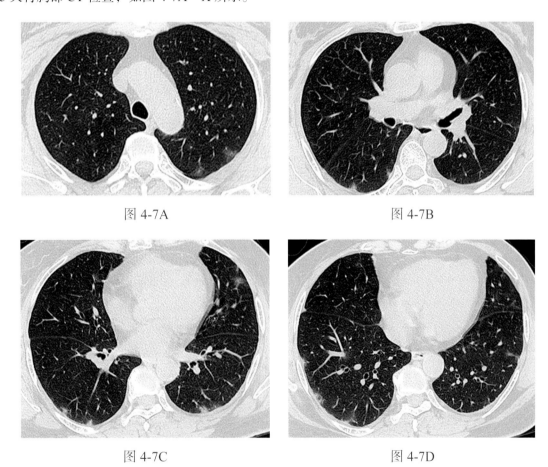

图 4-7A　　　　　　　　　　　　　　　图 4-7B

图 4-7C　　　　　　　　　　　　　　　图 4-7D

　　发病第 5 天首次胸部 CT 示双肺多发小斑片状密度增高影，边界模糊，以胸膜下分布为主（图 4-7A～D）。

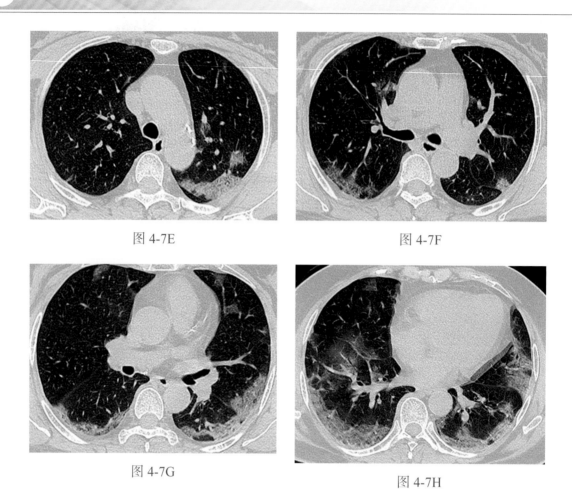

图 4-7E                                    图 4-7F

图 4-7G                                    图 4-7H

发病第 8 天胸部 CT 示双肺多发斑片状密度增高影，边界模糊，以胸膜下分布为主，双肺病灶较前明显增大、增多，密度较前增高（图 4-7E～H）。

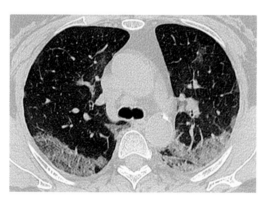

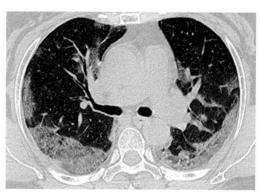

图 4-7I                                    图 4-7J

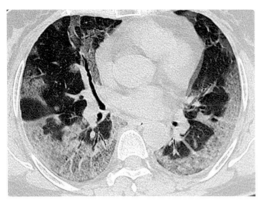
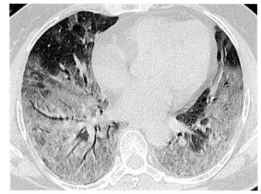

图 4-7K　　　　　　　　　　　　　　　　图 4-7L

　　发病第 11 天（影像高峰期）胸部 CT 示双肺广泛多发斑片状密度增高影，边界模糊，以双肺下叶为著，双肺病变较前明显进展（图 4-7I~L）。

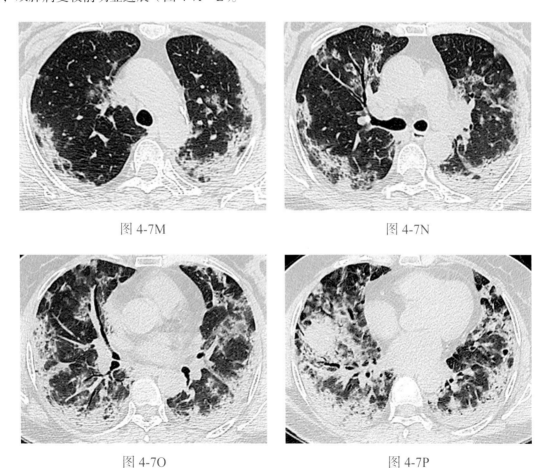

图 4-7M　　　　　　　　　　　　　　　　图 4-7N

图 4-7O　　　　　　　　　　　　　　　　图 4-7P

　　发病第 17 天经过高流量湿化氧疗，联合俯卧位通气、输注 SARS-CoV-2 抗体、抗炎、中药调理等治疗，胸部 CT 示双肺病灶局部较前范围稍缩小，双肺病变密度较前增高，以双肺下叶为著（图 4-7M~P）。

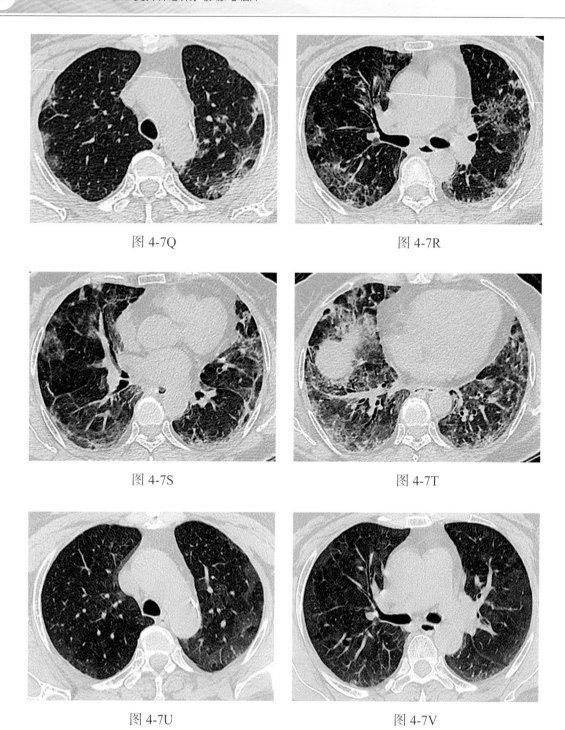

图 4-7Q

图 4-7R

图 4-7S

图 4-7T

图 4-7U

图 4-7V

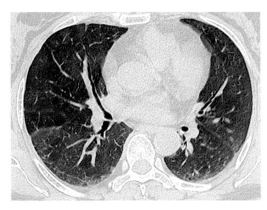

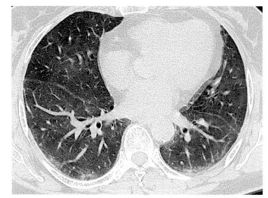

图 4-7W　　　　　　　　　　　　　　　　图 4-7X

　　发病第 25 天（图 4-7Q～T）、第 55 天（图 4-7U～X），胸部 CT 示双肺病变较前逐渐明显吸收、减少，密度较前明显减低。

## 病例 4-8

患者，女，53 岁，因"咳嗽、咽干、咽痒 2 天"入院。流行病学史：发病前有与新冠患者密切接触史，潜伏期 5 天。已接种两剂新冠疫苗。入院时体温 37℃，入院后出现发热，病程中最高体温 38.8℃。实验室检查：血清淀粉样蛋白 A 升高至 68.07mg/L，C-反应蛋白升高至 18.28mg/L，白细胞总数 $5.36×10^9$/L，淋巴细胞计数 $1.49×10^9$/L。经广州 CDC 咽拭子新型冠状病毒核酸检测阳性确诊。入院后第 5 天病程第 7 天，患者出现气促，活动后加重，高浓度氧疗下氧合指数 157mmHg（＜300mmHg），临床诊断为新型冠状病毒肺炎（重型）。分别于发病后第 3 天、第 6 天、第 9 天、第 13 天、第 20 天、第 25 天、第 55 天行胸部 CT 检查，如图 4-8A～X 所示。

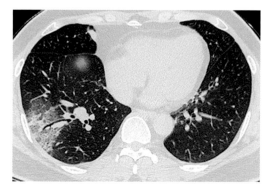
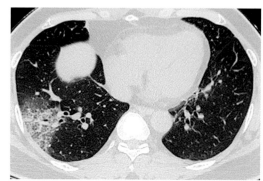

图 4-8A　　　　　　　　　　　　　　　　图 4-8B

发病第 3 天胸部 CT 示右肺下叶斑片状磨玻璃样密度影，边界模糊，其内见支气管充气征及铺路石征（图 4-8A、B）。

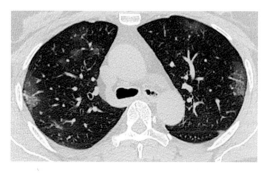
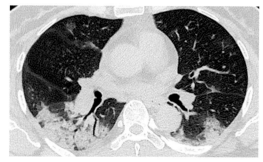

图 4-8C　　　　　　　　　　　　　　　　图 4-8D

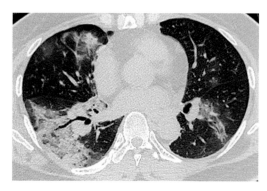
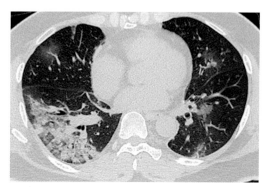

图 4-8E　　　　　　　　　　　　　　　　图 4-8F

发病第 6 天胸部 CT 示双肺多发磨玻璃样密度影、斑片状密度增高影，边界模糊，双肺病变较前明显增多、范围较前增大，密度较前增高，双肺下叶多发实变（图 4-8C～F）。

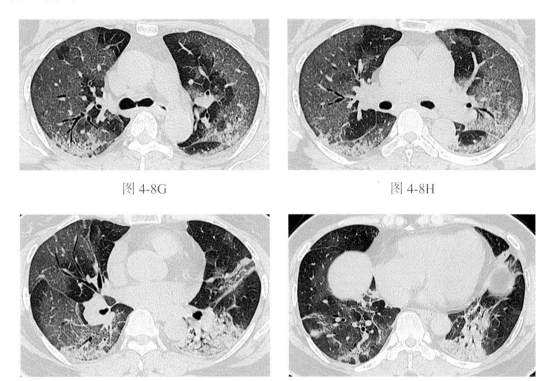

图 4-8G　　　　　　　　　　　　　图 4-8H

图 4-8I　　　　　　　　　　　　　图 4-8J

发病第 9 天胸部 CT 示双肺多发斑片状磨玻璃样密度影，边界不清，部分呈网格样改变，局部伴有实变，左肺下叶为著，较前明显增大增多（图 4-8G～J）。

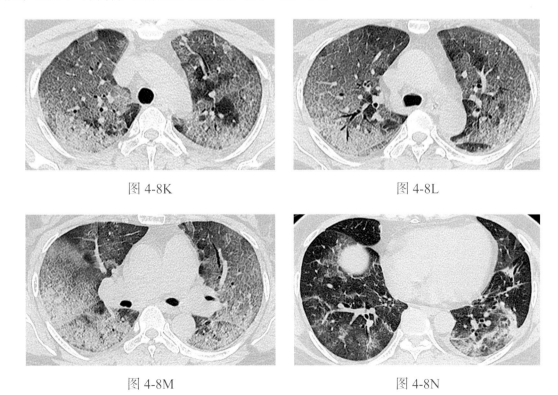

图 4-8K　　　　　　　　　　　　　图 4-8L

图 4-8M　　　　　　　　　　　　　图 4-8N

发病第 13 天（影像高峰期）经过高流量湿化氧疗、抗炎治疗、中药治疗、调节免疫力、俯卧位通气等治疗，胸部 CT 示双肺弥漫斑片状磨玻璃样密度影，以双肺上叶为著，边界不清，部分呈网格样改变，局部伴有实变，双肺病变较前明显进展（图 4-8K～N）。

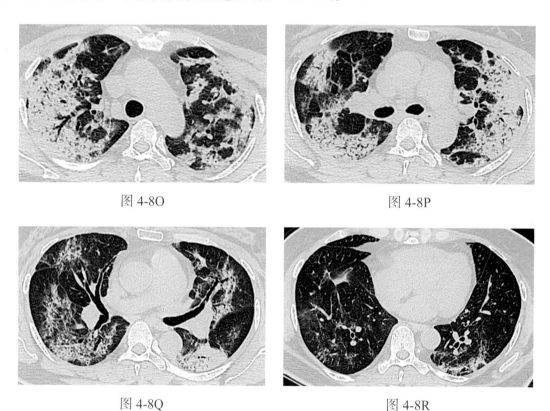

图 4-8O

图 4-8P

图 4-8Q

图 4-8R

发病第 20 天胸部 CT 示双肺多发斑片状磨玻璃样密度影，以双肺上叶为著，边界不清，部分呈网格样改变，局部伴有实变，双肺病变较前范围缩小，密度增高，双肺下叶病变较前进一步吸收、密度较前减低（图 4-8O～R）。

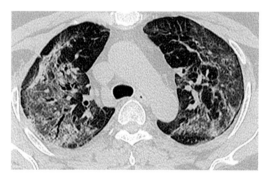

图 4-8S

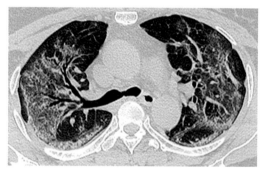

图 4-8T

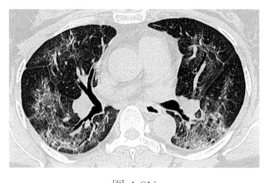

图 4-8U

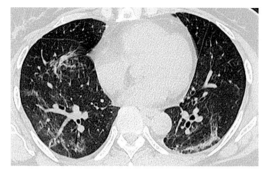

图 4-8V

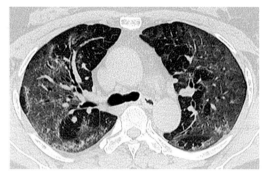

图 4-8W

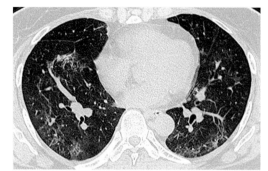

图 4-8X

　　发病第 25 天（图 4-8S～V）、第 55 天（图 4-8W～X）胸部 CT 示双肺多发斑片状磨玻璃样密度影，以双肺上叶为著，边界不清，双肺病变较前逐步吸收，双肺病变边缘多发条索影形成。

（官宛华　瞿　静　谢树怡）

# 第 5 章　儿童 SARS-CoV-2 Delta 变异株感染的胸部 CT 表现

　　儿童 SARS-CoV-2 Delta 变异株感染比例增高，无症状感染者比率较高，肺炎的发生率及病毒对儿童的致病能力低，且 CT 显示肺炎程度较轻，因此临床工作中可适当减少对儿童 CT 检查的次数以减少放射辐射。儿童 SARS-CoV-2 Delta 变异株感染者胸部 CT 显示肺炎程度较轻，病灶主要表现为局灶性磨玻璃样密度影，主要分布于胸膜下，单肺叶、肺段受累为主。经过治疗后儿童患者预后良好，CT 显示肺炎病灶可完全吸收。

## 病例 5-1

　　患者，男，11 岁。入院当天无不适，入院后一天发热，最高体温 38.7℃，伴头晕。流行病学史：有新冠确诊患者密切接触史。入院时查血常规：白细胞总数 $8.18×10^9/L$，淋巴细胞计数 $1.2×10^9/L$。C- 反应蛋白 <10mg/L。经广州 CDC 咽拭子新型冠状病毒核酸检测阳性确诊。患者分别于入院当天、第 3 天、第 32 天及第 39 天行胸部 CT 检查，如图 5-1A～D 所示。

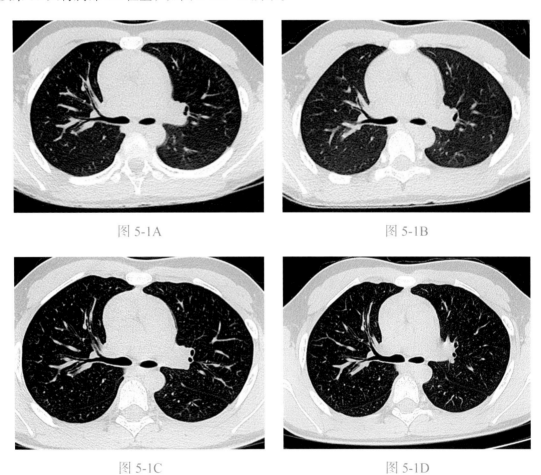

图 5-1A　　　　　　　　　　　　　　　图 5-1B

图 5-1C　　　　　　　　　　　　　　　图 5-1D

　　患者分别于入院当天（图 5-1A）、第 3 天（图 5-1B）、第 32 天（图 5-1C）及第 39 天（图 5-1D）胸部 CT 检查示双肺 CT 均未见明显异常。

## 病例 5-2

　　患者，女，16 岁，入院时无不适。流行病学史：患者有新冠高风险疫区居住史。入院时查血常规：白细胞总数 6.21×10$^9$/L，淋巴细胞计数 1.3×10$^9$/L。C- 反应蛋白＜10mg/L。经广州 CDC 咽拭子新型冠状病毒核酸检测阳性确诊。患者分别于入院当天，入院后第 3 天、第 8 天、第 11 天及第 22 天行胸部 CT 检查，如图 5-2A～F 所示。

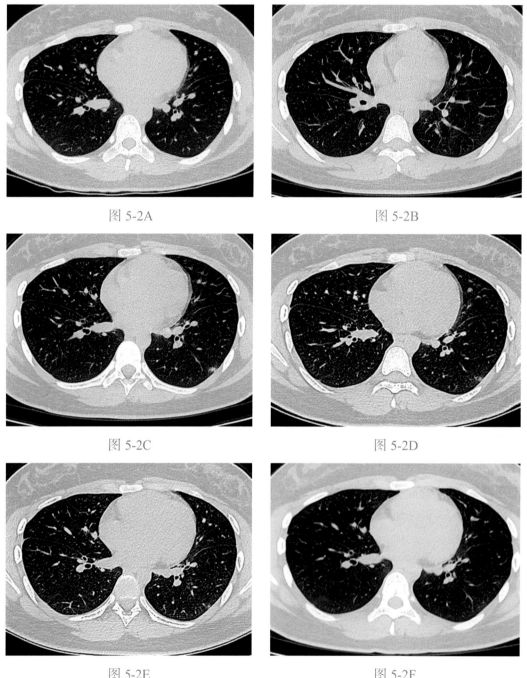

图 5-2A　　　　　　　　　　　　　　　　　图 5-2B

图 5-2C　　　　　　　　　　　　　　　　　图 5-2D

图 5-2E　　　　　　　　　　　　　　　　　图 5-2F

　　入院当天（图 5-2A）及入院第 3 天（图 5-2B）CT 示双肺未见明显异常；入院第 8 天（图 5-2C）CT 示左肺下叶外基底段胸膜下少许磨玻璃样密度影，边界不清；入院后第 11 天（图 5-2D）、第 14 天（图 5-2E）复查 CT 示左肺下叶胸膜下磨玻璃样密度影范围较前缩小、密度较前减低；入院后第 22 天（图 5-2F）CT 示肺内病灶较前已吸收。

## 病例 5-3

患者，女，11 岁，因"发热 1 天"入院。最高体温 38.3℃，伴有流涕、咳嗽、咳痰、乏力，有新冠确诊患者密切接触史。入院时查血常规：白细胞总数 $5.25×10^9$/L，淋巴细胞计数 $0.95×10^9$/L。C- 反应蛋白<10mg/L。经广州 CDC 咽拭子新型冠状病毒核酸检测阳性确诊。患者分别于入院当天、入院后第 3 天、第 7 天、第 22 天及第 37 天行胸部 CT 检查，如图 5-3A～J 所示。

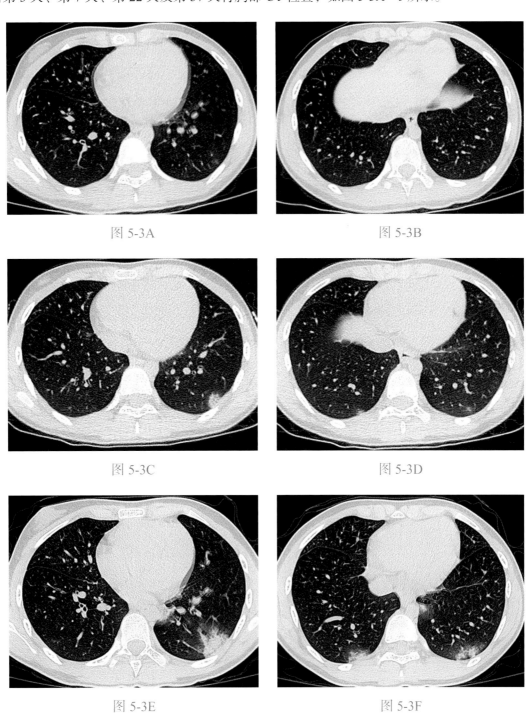

图 5-3A　　　　　　　　　　　　　　　图 5-3B

图 5-3C　　　　　　　　　　　　　　　图 5-3D

图 5-3E　　　　　　　　　　　　　　　图 5-3F

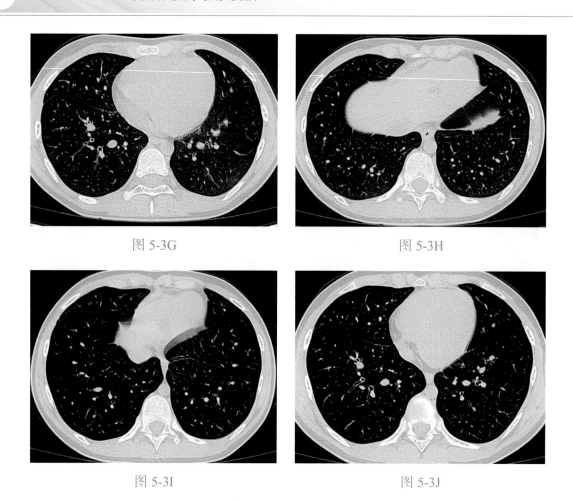

图 5-3G　　　　　　　　　　　　　　　　　　图 5-3H

图 5-3I　　　　　　　　　　　　　　　　　　图 5-3J

　　入院当天 CT 示左肺下叶外基底段胸膜下斑片状稍高密度影（图 5-3A、B），边界不清；入院后第 3 天（图 5-3C、D）复查 CT 示双肺下叶新增多发斑片状磨玻璃样密度影，边界不清，病灶较前增多，范围较前扩大；入院后 7 天（图 5-3E、F）复查 CT 示病灶范围较前进一步扩大，局部可见实变；入院后第 22 天（图 5-3G、H）复查 CT 示病灶较前明显吸收减少、密度较前减低；入院后第 37 天（图 5-3I～J）复查 CT 示病灶较前已吸收。现双肺未见明显异常。

## 病例 5-4

　　患者，男，15 岁，入院时无不适，入院后 3 天出现咳嗽、咳痰。有新冠确诊患者接触史。入院时查血常规：白细胞总数 $3.41 \times 10^9$/L，淋巴细胞计数 $1.15 \times 10^9$/L。C- 反应蛋白＜10mg/L。经广州 CDC 咽拭子新型冠状病毒核酸检测阳性确诊。于入院当天、入院第 7 天行胸部 CT 检查（图 5-4A、B）。

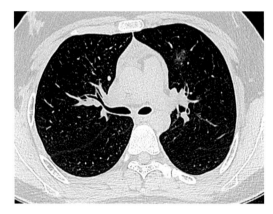 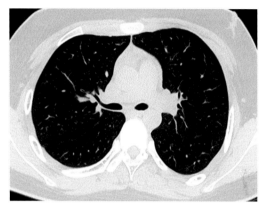

图 5-4A　　　　　　　　　　　　　　　　　图 5-4B

　　入院当天 CT 示左肺上叶前段斑片状磨玻璃样密度影（图 5-4A），边界不清；治疗第 7 天 CT 复查示左肺上叶前段磨玻璃样密度影较前基本吸收（图 5-4B）。

**病例 5-5**

患者，女，10 岁，因"咳嗽 3 天、发热 1 天"入院，体温 38℃。有新冠确诊患者接触史。入院时查血常规：白细胞总数 $6.9×10^9$/L，淋巴细胞计数 $1.66×10^9$/L。C- 反应蛋白＜10mg/L。经广州 CDC咽拭子新型冠状病毒核酸检测阳性确诊。于入院当天、入院第 11 天行胸部 CT 检查，如图 5-5A、B 所示。

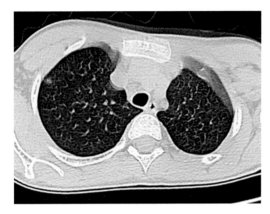 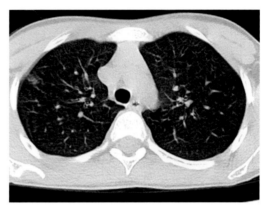

图 5-5A                              图 5-5B

入院当天胸部 CT 示右肺上叶前段胸膜下小斑片状稍高密度影，边界欠清（图 5-5A）；入院第 11天后复查 CT 示右肺上叶前段病灶范围较前稍扩大（图 5-5B）。

（余成成　刘晋新）

# 第 6 章　SARS-CoV-2 Delta 变异株感染的急性鼻窦炎 CT 表现

本轮 Delta 变异株感染者中共有 18 例行鼻窦 CT 扫描，其中重型、危重型患者 12 例，均有急性鼻窦炎 CT 表现；普通型患者 6 例，仅有 2 例患者有急性鼻窦炎 CT 表现。CT 是目前诊断鼻窦炎的重要检查手段，可以直接显示全副鼻窦解剖结构，了解鼻窦内病变的密度、范围及形态，是评估鼻窦炎严重程度的重要检查方法之一。

COVID-19 可由普通型迅速进展至重型及危重型，重型及危重型肺炎患者以中老年患者多见。中老年患者常合并高血压、糖尿病等其他基础疾病，当机体感染 SARS-CoV-2 导致 COVID-19 后，根据病情的严重程度，体内的炎性因子会受到不同程度的消耗，免疫功能易受损，容易合并各种严重的并发症，严重者可导致全身多功能脏器衰竭，危及患者生命。本轮 Delta 变异株感染者中，外周血中的白细胞未见明显升高，淋巴细胞明显减低，而其他急性炎症反应的炎性因子增高，外周血中炎性因子在释放的峰值时可达到正常值的几十倍，甚至更高。市八医院收治的 Delta 变异株感染者的 18 例鼻窦 CT 扫描结果中，12 例重型/危重型患者的鼻窦 CT 结果均提示急性鼻窦炎，较普通型患者更容易合并急性鼻窦炎。

本轮 Delta 变异株感染者急性鼻窦炎的主要 CT 表现：①全副鼻窦内可见大量液性低密度影充填及液 - 气平面，部分液性低密度影内可见多发小气泡影呈皂泡状改变，部分窦腔内低密度影呈棉絮状改变；②鼻甲黏膜可见增厚水肿，鼻道内可见黏液状低密度影、窦口鼻道复合体阻塞。

本院收治的病例中，Delta 变异株感染在重症患者引起的急性鼻窦炎的发生率高达 66.67%，病情进展迅速，急性鼻窦炎进展至峰值时的 Lund-Mackay 评分为（21.73±1.56）分（满分 24 分），表明 Delta 变异株的重症患者易患急性鼻窦炎，全鼻窦均可受累，鼻窦内炎性渗出程度高。如果急性鼻窦炎得不到及时发现和有效的治疗，病变可阻塞周围重要器官的生理管道，一旦发生逆行感染，可导致眼眶、中耳以及颅内严重感染等不可预估的严重并发症的出现，增加了该病临床救治的难度及风险。

## 病例 6-1

　　患者，男，63 岁，2021 年 5 月 30 日新型冠状病毒核酸检测阳性入院，确诊为 Delta 变异株感染肺炎（普通型），6 月 3 日进展为重型，6 月 4 日进展为危重型。查血白细胞计数 $8.0 \times 10^9/L$、中性粒细胞计数 $11.66 \times 10^9/L$、淋巴细胞计数 $1.58 \times 10^9/L$。CT 结果提示急性鼻窦炎，鼻窦炎峰值时的 Lund-Mackay 评分为 22 分，如图 6-1A～F 所示。

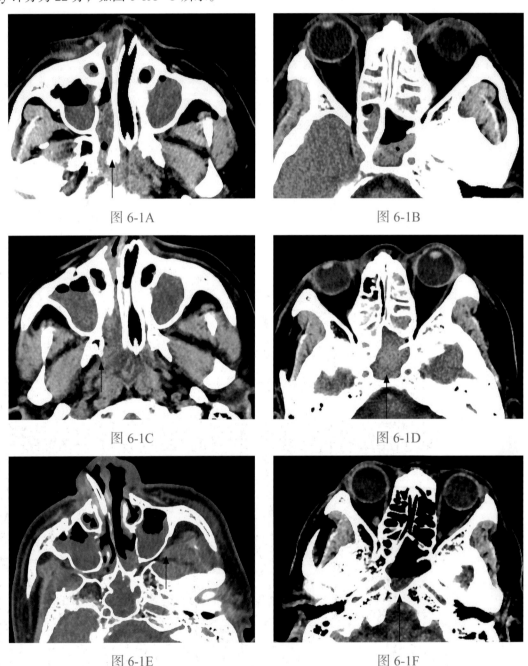

图 6-1A　　　　　　　　　　　　　　图 6-1B

图 6-1C　　　　　　　　　　　　　　图 6-1D

图 6-1E　　　　　　　　　　　　　　图 6-1F

　　图 6-1A、B 为 2021 年 6 月 9 日的鼻窦 CT，提示双侧上颌窦、蝶窦、筛窦、右侧鼻窦内大量液性低密度影及液 - 气平面，右侧鼻道分泌物内可见小气泡影（图 6-1A 箭示）；图 6-1C、D 为 6 月 17 日复查的鼻窦 CT，提示双侧上颌窦及蝶窦内炎性渗出性病变较前增多（图 6-1C、D 箭示）；图 6-1E、F 为 6 月 24 日再次复查的鼻窦 CT，提示双侧上颌窦、蝶窦、筛窦内炎性渗出性病变较前吸收、减少（图 6-1E、F 箭示）。

## 病例 6-2

　　患者，男，75 岁，2021 年 5 月 23 日新型冠状病毒核酸检测阳性入院，5 月 25 日确诊为 Delta 变异株感染肺炎（普通型），5 月 27 日进展为重型，5 月 28 日进展为危重型。查血白细胞计数 9.27×10⁹/L、中性粒细胞计数 7.68×10⁹/L、淋巴细胞计数 1.62×10⁹/L。CT 结果提示急性鼻窦炎，鼻窦炎峰值时的 Lund-Mackay 评分为 20 分，如图 6-2A～J 所示。

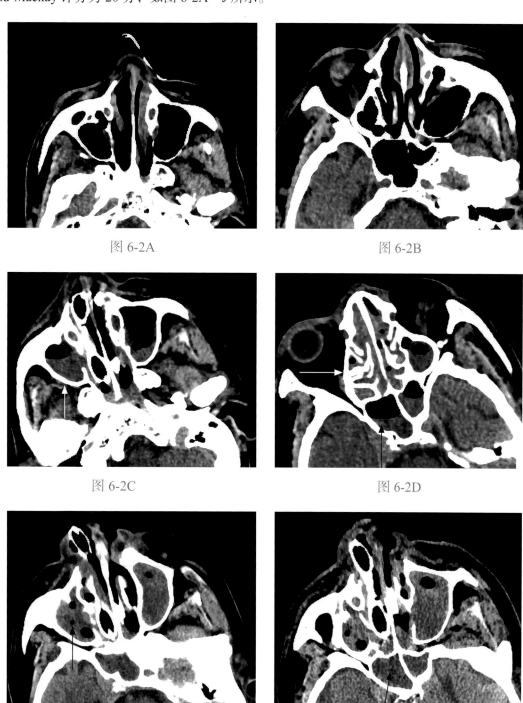

图 6-2A　　　　　　　　　　　　　　图 6-2B

图 6-2C　　　　　　　　　　　　　　图 6-2D

图 6-2E　　　　　　　　　　　　　　图 6-2F

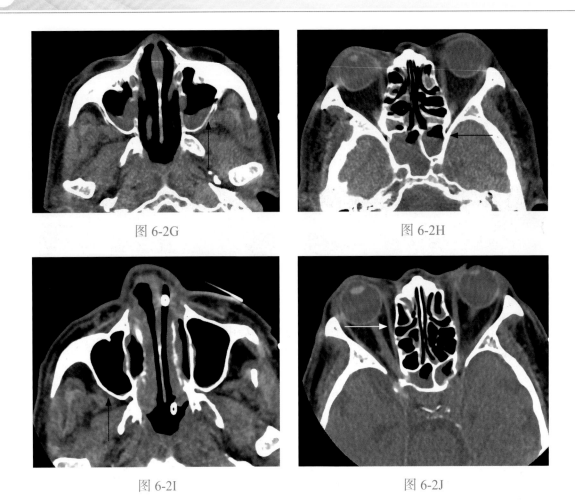

图 6-2G                                           图 6-2H

图 6-2I                                           图 6-2J

图 6-2A、B 为 2021 年 5 月 26 日首次鼻窦 CT 检查，提示副鼻窦各窦腔充气良好；图 6-2C、D 为 6 月 1 日复查的鼻窦 CT，提示双侧上颌窦、蝶窦、筛窦内较多液性低密度影及液 – 气平面（箭示）；图 6-2E、F 为 6 月 9 日复查的鼻窦 CT，提示双侧上颌窦、蝶窦内炎性渗出性病变较前明显增多（箭示），炎性分泌物内小气泡影皂泡状改变（箭示）；图 6-2G、H 为治疗后复查的鼻窦 CT，提示双侧上颌窦、蝶窦内炎性渗出性病变较前明显减少（箭示）；图 6-2I、J 为治疗后复查鼻窦 CT，提示双侧上颌窦及筛窦内液性低密度影已消失（箭示），蝶窦内炎性渗出性病变较前明显减少。

## 病例 6-3

　　患者，女，63 岁，2021 年 6 月 4 日新型冠状病毒核酸检测阳性入院，确诊为 Delta 变异株感染肺炎（普通型），6 月 7 日进展为重型，6 月 9 日进展为危重型。查血白细胞计数 9.56×10⁹/L、中性粒细胞计数 8.08×10⁹/L、淋巴细胞计数 0.72×10⁹/L。CT 结果提示急性鼻窦炎，鼻窦炎峰值时的 Lund-Mackay 评分为 22 分，如图 6-3A～F 所示。

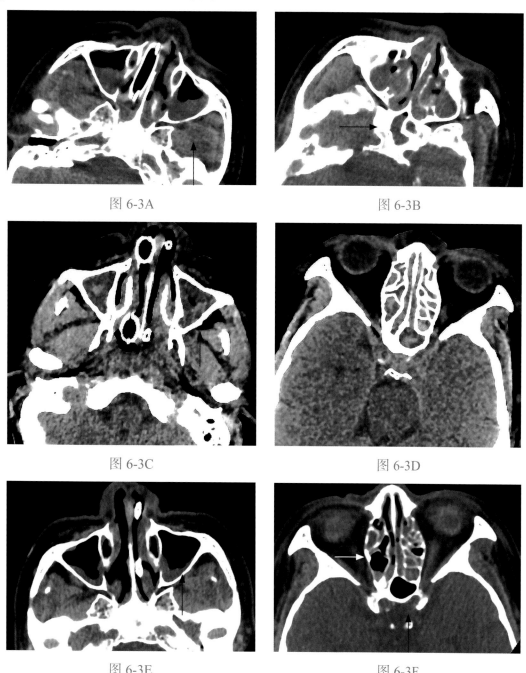

图 6-3A　　　　　　　　　　　图 6-3B

图 6-3C　　　　　　　　　　　图 6-3D

图 6-3E　　　　　　　　　　　图 6-3F

　　图 6-3A、B 为 2021 年 6 月 11 日首次鼻窦 CT 检查，提示双侧上颌窦、筛窦、蝶窦较多液性低密度影及液 - 气平面（箭示）；图 6-3C、D 为 6 月 15 日复查的鼻窦 CT，图 6-3C 提示双侧上颌窦内液性低密度影较前增多（箭示），双侧筛窦内可见液性低密度影充填；图 6-3E、F 为治疗后 6 月 22 日复查的鼻窦 CT，提示双侧上颌窦、筛窦及蝶窦内炎性渗出性病变较前明显减少（箭示）。

## 病例 6-4

　　患者，男，85 岁，2021 年 5 月 30 日新型冠状病毒核酸检测阳性入院，确诊为 Delta 变异株感染肺炎（普通型），6 月 4 日进展为重型，2021 年 6 月 5 日进展为危重型。查血白细胞计数 $5.68 \times 10^9$/L、中性粒细胞计数 $3.71 \times 10^9$/L、淋巴细胞计数 $1.52 \times 10^9$/L。CT 结果提示急性鼻窦炎，鼻窦炎峰值时的 Lund-Mackay 评分为 20 分，如图 6-4A～F 所示。

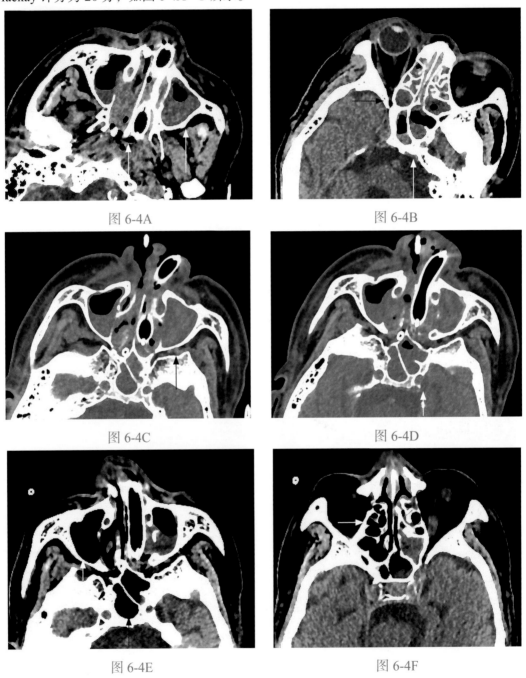

图 6-4A　　　　　　　　　　　　　图 6-4B

图 6-4C　　　　　　　　　　　　　图 6-4D

图 6-4E　　　　　　　　　　　　　图 6-4F

　　图 6-4A、B 为 2021 年 6 月 11 日首次鼻窦 CT 检查，提示双侧上颌窦、筛窦、蝶窦及双侧鼻道内较多液性低密度影充填及液 - 气平面出现，炎性渗出病灶内数个小气泡影呈皂泡状改变（箭示）；图 6-4C、D 为 6 月 16 日复查的鼻窦 CT，提示左侧上颌窦及双侧蝶窦内液性低密度影较前增多（箭示），双侧筛窦内可见液性低密度影充填；图 6-4E、F 为治疗后 6 月 29 日复查的鼻窦 CT，提示双侧上颌窦、筛窦及蝶窦内炎性渗出性病变较前明显减少（箭示）。

## 病例 6-5

　　患者，男，73 岁，2021 年 6 月 10 日新型冠状病毒核酸检测阳性入院，确诊为 Delta 变异株感染肺炎（普通型），6 月 16 日进展为重型，6 月 17 日进展为危重型。查血白细胞总数 $5.86×10^9/L$、中性粒细胞计数 $5.4×10^9/L$、淋巴细胞计数 $1.00×10^9/L$。CT 结果提示急性鼻窦炎，鼻窦炎峰值时的 Lund-Mackay 评分为 16 分，如图 6-5A～F 所示。

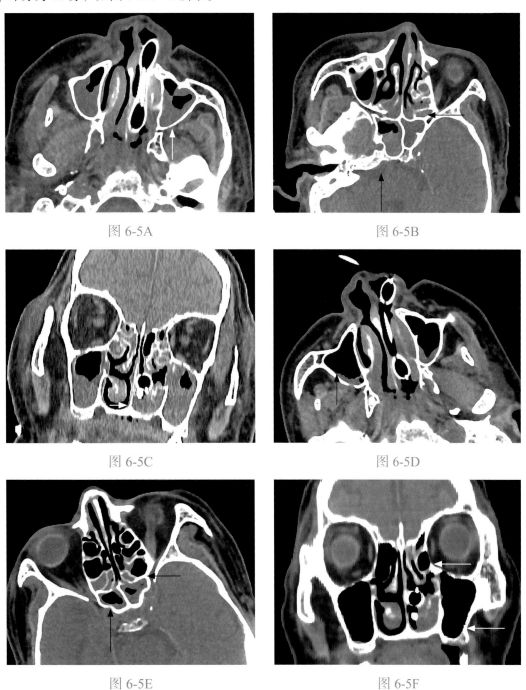

图 6-5A　　　　　　　　　　　　　　　图 6-5B

图 6-5C　　　　　　　　　　　　　　　图 6-5D

图 6-5E　　　　　　　　　　　　　　　图 6-5F

　　图 6-5A、B 为 2021 年 7 月 1 日首次鼻窦 CT 检查，提示双侧上颌窦、筛窦、蝶窦较多液性低密度影及液－气平面，炎性渗出病灶内数个小气泡影皂泡状改变（箭示）；图 6-5C 冠状位 CT 示上颌窦、筛窦内较多液性低密度影充填及液－气平面出现，左侧下鼻道内液性低密度影充填（箭示）；图 6-5D～F 为 7 月 12 日复查的鼻窦 CT，提示双侧上颌窦、筛窦及蝶窦内炎性渗出性病变较前明显减少（箭示）。

**病例 6-6**

患者，女，85 岁，2021 年 5 月 25 日因"新型冠状病毒核酸检测阳性"入院，5 月 30 日确诊为 Delta 变异株感染肺炎（普通型），6 月 1 日进展为重型，6 月 2 日进展为危重型。查血白细胞总数 $9.7 \times 10^9$/L、中性粒细胞计数 $12.07 \times 10^9$/L、淋巴细胞计数 $1.09 \times 10^9$/L。CT 结果提示急性鼻窦炎，鼻窦炎峰值时的 Lund-Mackay 评分为 20 分，如图 6-6A～H 所示。

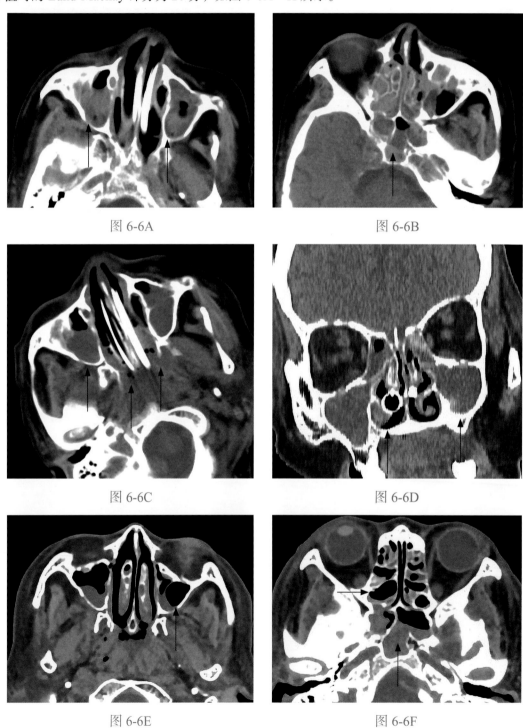

图 6-6A

图 6-6B

图 6-6C

图 6-6D

图 6-6E

图 6-6F

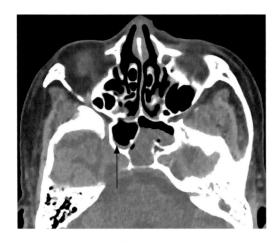
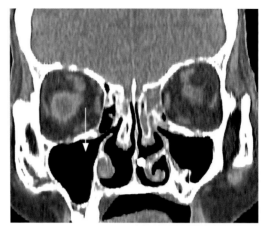

图 6-6G　　　　　　　　　　　　　　　　　图 6-6H

　　图 6-6A、B 为 2021 年 6 月 9 日首次鼻窦 CT，提示双侧上颌窦、筛窦、蝶窦较多液性低密度影及液 - 气平面出现，炎性渗出病灶内数个小气泡影呈皂泡状改变（箭示）；图 6-6C、D 为 6 月 15 日复查的鼻窦 CT，提示双侧上颌窦液性低密度影充填，较前增多，双侧鼻道内液性低密度影充填及数个小气泡影呈皂泡状改变（箭示）；图 6-6E、F 为 6 月 24 日复查的鼻窦 CT，提示双侧上颌窦、筛窦及蝶窦内炎性渗出性病变较前明显减少（箭示）；图 6-6G、H 为 6 月 30 日复查的鼻窦 CT，提示双侧上颌窦、筛窦及蝶窦内炎性渗出性病变较前进一步减少（箭示）。

（甘清鑫　刘晋新）

# 第 7 章　基于高分辨率胸部 CT 人工智能辅助诊断系统在 SARS-CoV-2 Delta 变异株感染肺炎中的临床及影像应用

2021 年 5 月在中国广州发现多例由 SARS-CoV-2 Delta 变异株感染引起的新冠肺炎确诊患者，对比 2020 年新冠肺炎病例，Delta 变异株感染引起的肺炎具有起病急、进展快、病程长、重症率高 4 个特点。COVID-19 研究重点在重型与危重型患者，因为疾病进展到此阶段后会导致患者病情迅速恶化，最终可因炎症风暴、呼吸窘迫、多器官功能障碍而致死亡。

目前，Delta 变异株感染的患者发病快，重型、危重型进展的早期指征仍不清楚。广州医科大学附属市八医院对 SARS-CoV-2 Delta 变异株感染肺炎确诊病例特征（诊断标准参考《新型冠状病毒肺炎诊疗方案（试行第八版）》，病毒基因测序均由市八医院广州市传染病研究所进行）进行归纳，分析其临床相关实验室数据及影像数据，其中利用人工智能（artificial intelligence，AI）辅助诊断系统对 COVID-19 患者胸部 CT 的肺内病变进行定量分析。该系统利用 ResUNet 网络算法进行深度学习，对 694 例 COVID-19 病例标记好 CT 影像数据的模型进行训练，训练完成后通过模型的反向传播即可对肺炎病灶自动进行分割，同时由阅片医师手动勾画作为补充，并进行适当添加或删减，以确保其准确性。最终定量计算出肺炎病灶占全肺体积的百分比。胸部 CT 定量分析不仅可以直观了解疾病各期病变体积占比情况，了解患者肺内病变的进展趋势，还可以对重型、危重型患者病变体积占比做出预警，为临床早期干预及提高救治能力提供一定的科学依据。

本章通过市八医院 COVID-19 患者一般资料、临床症状、实验室检查及影像学检查进行回顾性总结和归纳，发现中性粒细胞绝对值、降钙素原、C- 反应蛋白、乳酸脱氢酶、D- 二聚体、T 淋巴细胞群、IL-6 是新型冠状病毒 Delta 变异株感染肺炎的重型、危重型患者早期预测指标。年龄和 IL-6 是重型、危重型患者的独立危险因素。IL-6 可以作为重型、危重型患者的预警指标（临界值 9.89pg/ml）。D- 二聚体与 IL-6 是影响重型、危重型患者进展速度的预测指标。肺内病变体积占比达到 37.24%±15.15% 应警惕重型、危重型肺炎的发生。

## 病例 7-1

患者，男，75 岁，因"新型冠状病毒核酸检测阳性半天"入院，有流行病学史。入院时无症状，入院当天实验室检查：白细胞总数 $6.31×10^9$/L，中性粒细胞绝对值 $4.88×10^9$/L，淋巴细胞绝对值 $0.87×10^9$/L，单核细胞绝对值 $0.53×10^9$/L，C- 反应蛋白 13.33mg/L，降钙素原（PCT）0.072ng/ml，乳酸脱氢酶 264U/L，D- 二聚体 0.69，T 淋巴细胞绝对计数 $4.09×10^8$/L，T 辅助淋巴细胞绝对计数 $2.82×10^8$/L，B 淋巴细胞绝对计数 $1.31×10^8$/L，T 抑制淋巴细胞绝对计数 $9.6×10^7$/L，IL-653.19pg/ml。经广州市 CDC 咽拭子新型冠状病毒核酸检测阳性（图 7-1A～J）。

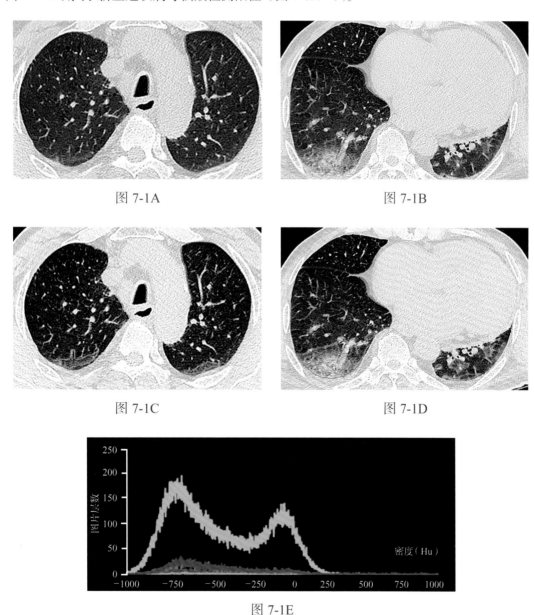

图 7-1A

图 7-1B

图 7-1C

图 7-1D

图 7-1E

图 7-1A、B 为发病第 1 天胸部 CT 检查示双肺下叶多发炎症，右肺下叶为著，局部实变；图 7-1C、D 为 AI 辅助诊断系统圈选病变范围，AI 定量分析肺内病变体积占比为 15.9%；图 7-1E 为患者胸部 CT 密度分布图。

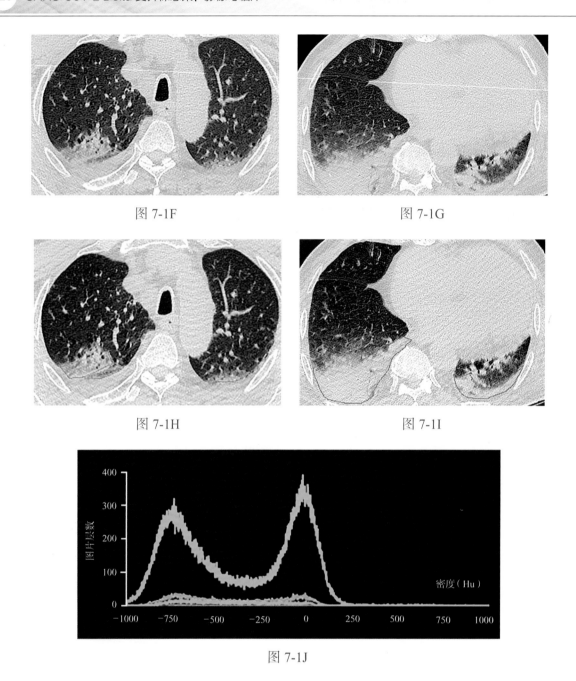

图 7-1F                           图 7-1G

图 7-1H                           图 7-1I

图 7-1J

　　图 7-1F、G 为发病第 4 天（发病第 5 天进展为重型）胸部 CT 检查，入院后第 5 天从无症状发展至呼吸衰竭，CT 示双肺多发炎症，双肺下叶为著，局部实变，较前明显加重，双侧胸腔少量积液；图 7-1H、I 为 AI 辅助诊断系统圈选病变范围，AI 定量分析肺内病变体积占位为 28.7%（较首次 CT 进展了 12.8%）；图 7-1J 为患者胸部 CT 密度分布图。

## 病例 7-2

患者，男，63 岁，因"发热、乏力 1 天"入院，有流行病学史。最高体温 39℃，入院当天实验室检查：白细胞总数 $6.08×10^9$/L，中性粒细胞绝对值 $4.57×10^9$/L，淋巴细胞绝对值 $0.99×10^9$/L，单核细胞绝对值 $0.49×10^9$/L，C- 反应蛋白 21.6mg/L，降钙素原（PCT）0.096ng/ml，乳酸脱氢酶 217U/L，D- 二聚体 1.17，T 淋巴细胞绝对计数 $7.24×10^8$/L，T 辅助淋巴细胞绝对计数 $4.27×10^8$/L，B 淋巴细胞绝对计数 $1.61×10^8$/L，T 抑制淋巴细胞绝对计数 $1.73×10^8$/L，IL-6 20.29pg/ml。经广州市 CDC 咽拭子新型冠状病毒核酸检测阳性（图 7-2A～J）。

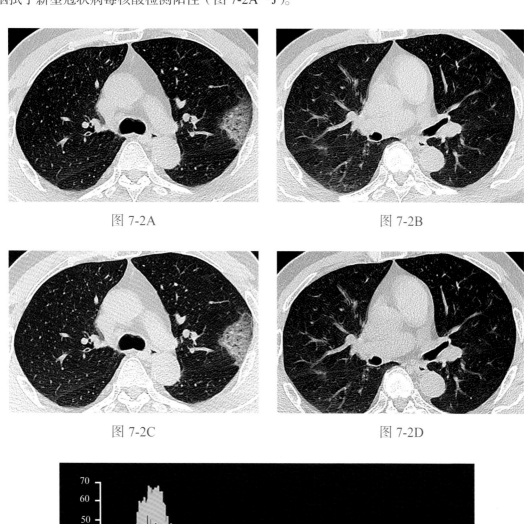

图 7-2A    图 7-2B

图 7-2C    图 7-2D

图 7-2E

图 7-2A、B 为发病第 2 天胸部 CT 检查示双肺支气管血管束增多、增粗，肺内多发斑片状及片状磨玻璃样密度影，边界不清，以胸膜下分布为著，部分病灶呈实变影；图 7-2C、D 为 AI 辅助诊断系统圈选病变范围，AI 定量分析肺内病变体积占比为 2.7%；图 7-2E 为患者胸部 CT 密度分布图。

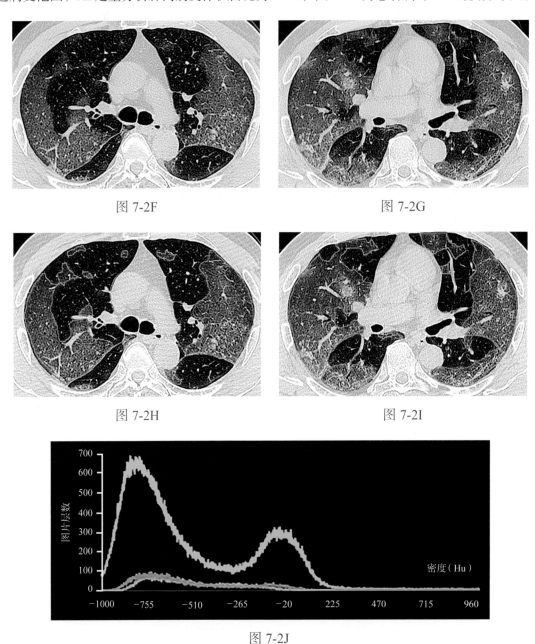

图 7-2F　　　　　　　　　　　图 7-2G

图 7-2H　　　　　　　　　　　图 7-2I

图 7-2J

图 7-2F、G 为发病第 5 天进展为重型的胸部 CT 检查示双肺支气管血管束增多、增粗，肺内多发斑片状及片状磨玻璃样密度影，边界不清，以胸膜下分布为著，部分病灶呈实变影，较前明显增多、范围明显增大；图 7-2H、I 为 AI 辅助诊断系统圈选病变范围，AI 定量分析肺内病变体积占比为 36.65%（较首次 CT 进展了 33.95%）；图 7-2J 为患者胸部 CT 密度分布图。

## 病例 7-3

　　患者，女，58 岁，因"发热、咽干、咽痒 3 天"入院，有流行病学史。最高体温 38℃，入院当天实验室检查：白细胞总数 4.04×10⁹/L，中性粒细胞绝对值 3.1×10⁹/L，淋巴细胞绝对值 0.63×10⁹/L，单核细胞绝对值 0.31×10⁹/L，C- 反应蛋白 50.18mg/L，PCT 0.239ng/ml，乳酸脱氢酶 372U/L，$D$- 二聚体 1，T 淋巴细胞绝对计数 5.76×10⁸/L，T 辅助淋巴细胞绝对计数 3.0×10⁸/L，B 淋巴细胞绝对计数 2.5×10⁸/L，T 抑制淋巴细胞绝对计数 3.1×10⁷/L，IL-6 49.7pg/ml。经广州市 CDC 咽拭子新型冠状病毒核酸检测阳性（图 7-3A～J）。

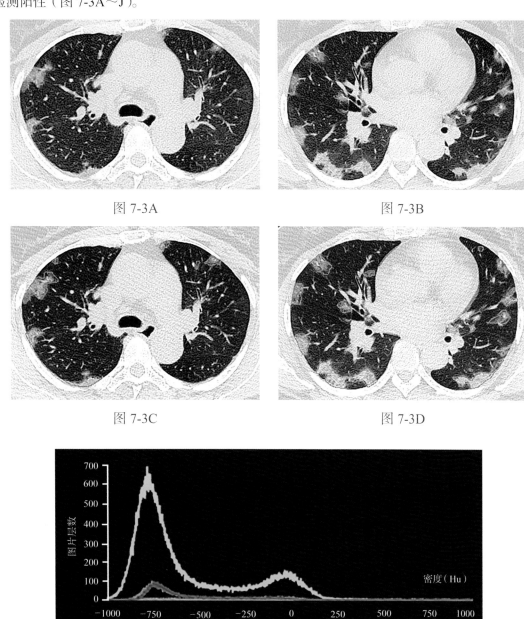

图 7-3A　　　　　　　　　　　　　图 7-3B

图 7-3C　　　　　　　　　　　　　图 7-3D

图 7-3E

　　图 7-3A、B 为发病第 3 天胸部 CT 检查示肺内多发斑片状及片状磨玻璃样密度影，边界不清，以胸膜下分布为著，部分病灶呈实变影；图 7-3C、D 为 AI 辅助诊断系统圈选病变范围，AI 定量分析肺内病变体积占比为 23.45%；图 7-3E 为患者胸部 CT 密度分布图。

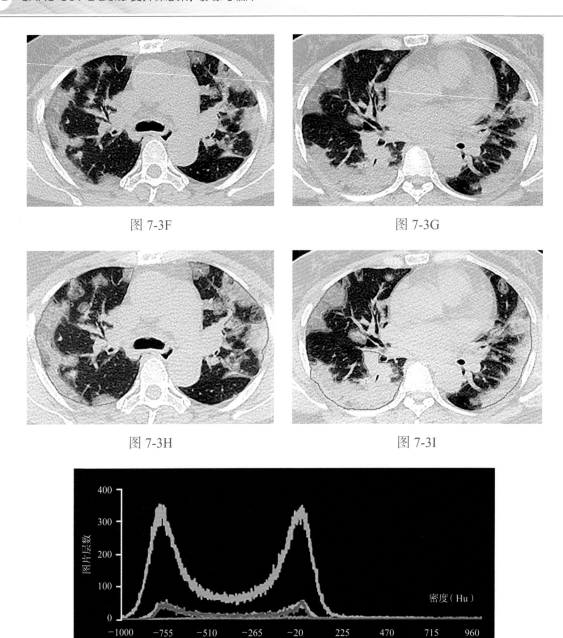

图 7-3F             图 7-3G

图 7-3H             图 7-3I

图 7-3J

　　图 7-3F、G 为发病第 5 天进展至重型的胸部 CT 检查示双肺野透亮度减低，双肺纹理增粗，双肺弥漫多发斑片影，部分实变，可见支气管充气征，以胸膜下分布为著，较前加重，双侧胸膜稍增厚；图 7-3H、I 为 AI 辅助诊断系统圈选病变范围，AI 定量分析肺内病变体积占比为 59.35%（较首次 CT 进展了 35.9%）；图 7-3J 为患者胸部 CT 密度分布图。

## 病例 7-4

　　患者，男，66 岁，因"发热 3 日"入院，有流行病学史。最高体温 39.5℃，入院当天实验室检查：白细胞总数 4.88×10⁹/L，中性粒细胞绝对值 3.44×10⁹/L，淋巴细胞绝对值 0.94×10⁹/L，单核细胞绝对值 0.49×10⁹/L，C- 反应蛋白 38.64mg/L，PCT 0.124ng/ml，乳酸脱氢酶 199U/L，*D*- 二聚体 0.45，T 淋巴细胞绝对计数 9.83×10⁸/L，T 辅助淋巴细胞绝对计数 5.51×10⁸/L，B 淋巴细胞绝对计数 1.57×10⁸/L，T 抑制淋巴细胞绝对计数 2.51×10⁸/L，IL-6 43.44pg/ml。经广州市 CDC 咽拭子新型冠状病毒核酸检测阳性（图 7-4A～J）。

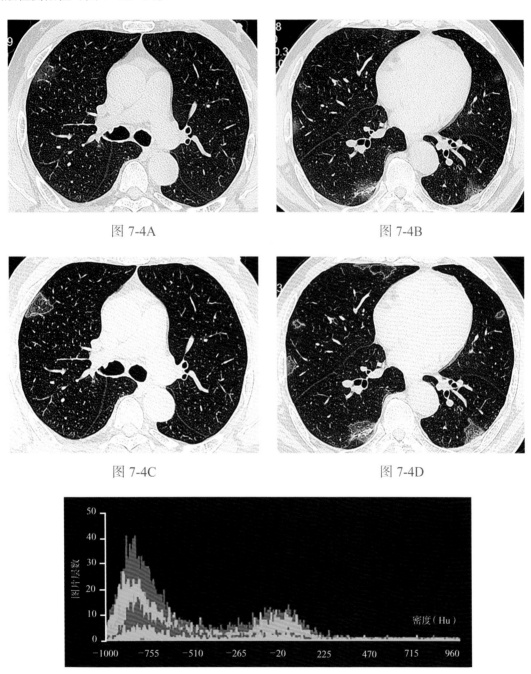

图 7-4A　　　　　　　　　　　　　　　　图 7-4B

图 7-4C　　　　　　　　　　　　　　　　图 7-4D

图 7-4E

图 7-4A、B 为发病第 3 天胸部 CT 检查示双肺纹理稍粗，双肺各叶散在多发淡薄斑片影，边界欠清；图 7-4C、D 为 AI 辅助诊断系统圈选病变范围，AI 定量分析肺内病变体积占比为 1.84%；图 7-4E 为患者胸部 CT 密度分布图。

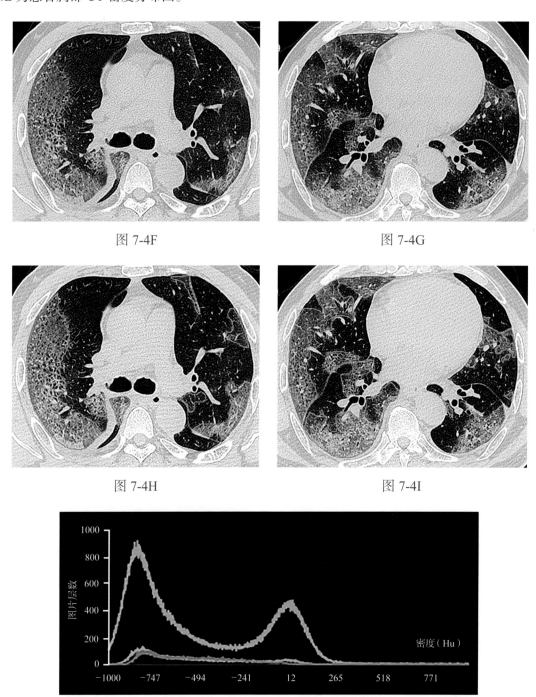

图 7-4F

图 7-4G

图 7-4H

图 7-4I

图 7-4J

图 7-4F、G 为发病第 7 天（发病 9 天进展为重型）胸部 CT 检查示双肺纹理稍粗，双肺各叶胸膜下多发淡薄斑片影，边界欠清，病灶较前增多、范围增大，小叶间隔增厚，局部网格状，左侧局部胸膜稍增厚；图 7-4H、I 为 AI 辅助诊断系统圈选病变范围，AI 定量分析肺内病变体积占比为 48.46%（较首次 CT 进展了 46.62%）；图 7-4J 为患者胸部 CT 密度分布图。

## 病例 7-5

　　患者，女，59 岁，因"发热、咽干、咽痒 3 天"入院，有流行病学史。最高体温 38℃，入院当天实验室检查：白细胞总数 5.77×10⁹/L，中性粒细胞绝对值 4.48×10⁹/L，淋巴细胞绝对值 0.61×10⁹/L，单核细胞绝对值 0.26×10⁹/L，C- 反应蛋白 5mg/L，PCT 0.102ng/ml，乳酸脱氢酶 183U/L，$D$- 二聚体 0.36，T 淋巴细胞绝对计数 3.07×10⁸/L，T 辅助淋巴细胞绝对计数 1.69×10⁸/L，B 淋巴细胞绝对计数 1.11×10⁸/L，T 抑制淋巴细胞绝对计数 1.33×10⁸/L，IL-6 31.6pg/ml。经广州市 CDC 咽拭子新型冠状病毒核酸检测阳性（图 7-5A～M）。

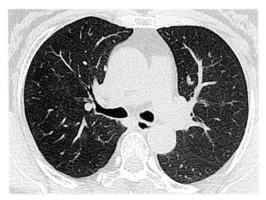
　　　　　图 7-5A

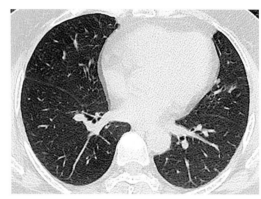
　　　　　图 7-5B

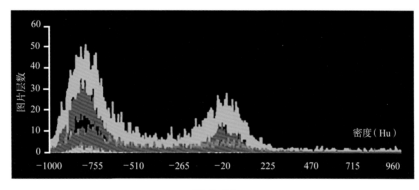
图 7-5C

　　图 7-5A、B 为发病第 3 天胸部 CT 检查为阴性表现；图 7-5C 为该患者胸部 CT 密度分布图。

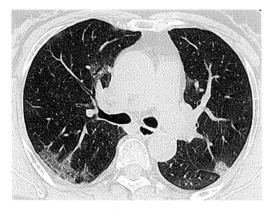
　　　　　图 7-5D

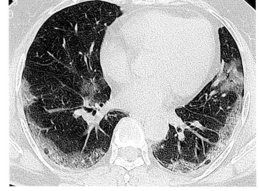
　　　　　图 7-5E

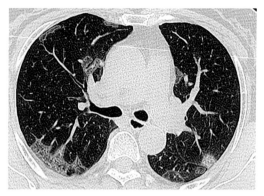
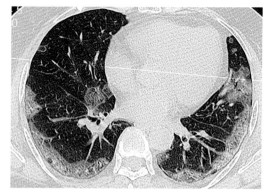

图 7-5F                图 7-5G

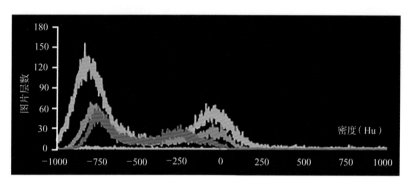

图 7-5H

  图 7-5D、E 为发病第 9 天胸部 CT 检查示双肺多发斑片状磨玻璃样密度影，边界模糊，以胸膜下为著，双肺病灶较前增多，密度增高；图 7-5F、G 为 AI 定量分析肺内病变体积占比为 13.07%；图 7-5H 为该患者胸部 CT 密度分布图。

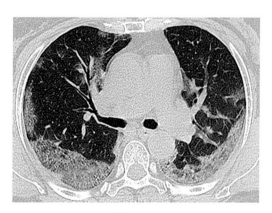
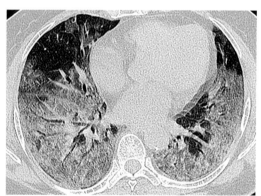

图 7-5I                图 7-5J

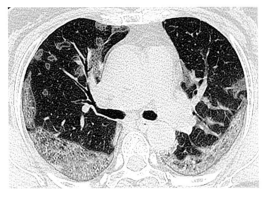
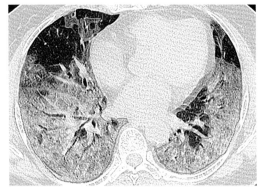

图 7-5K　　　　　　　　　　　　　　　图 7-5L

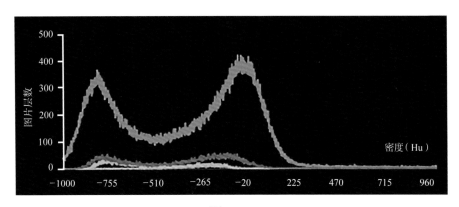

图 7-5M

　　图 7-5I、J 为发病第 12 天进展为重型的胸部 CT 检查示双肺多发斑片状磨玻璃样密度影，边界模糊，以胸膜下为著，双肺病灶较前明显增多，双肺下叶实变范围明显增大；图 7-5K、L 为 AI 定量分析肺内病变体积占比为 42.25%（较前次 CT 进展了 29.18%）；图 7-5M 为该患者胸部 CT 密度分布图。

## 病例 7-6

　　患者，女，63 岁，因"发热 3 日，咳嗽 1 日"入院，有流行病学史。最高体温 39℃，入院当天实验室检查：白细胞总数 $6.76×10^9$/L，中性粒细胞绝对值 $5.27×10^9$/L，淋巴细胞绝对值 $1.00×10^9$/L，单核细胞绝对值 $0.48×10^9$/L，C- 反应蛋白 35.79mg/L，PCT 0.343ng/ml，乳酸脱氢酶 262U/L，D- 二聚体 1.05，T 淋巴细胞绝对计数 $4.67×10^8$/L，T 辅助淋巴细胞绝对计数 $3.5×10^8$/L，B 淋巴细胞绝对计数 $1.43×10^8$/L，T 抑制淋巴细胞绝对计数 $1.16×10^8$/L，IL-6 35.38pg/ml。经广州市 CDC 咽拭子新型冠状病毒核酸检测阳性（图 7-6A～J）。

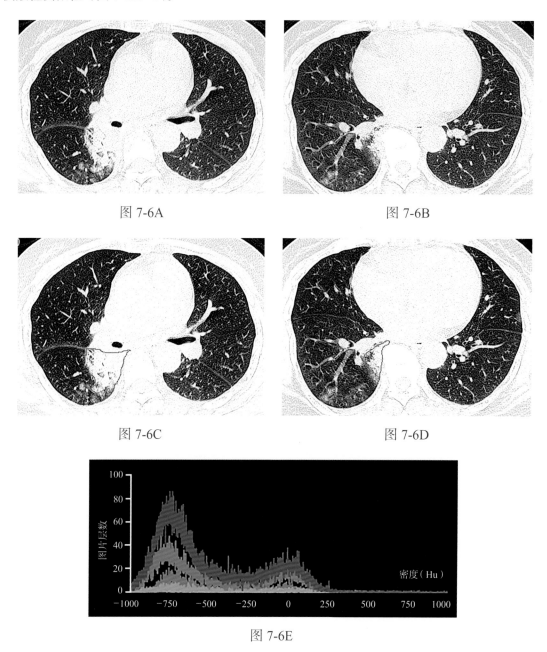

图 7-6A　　　　　　　　　　　　　　图 7-6B

图 7-6C　　　　　　　　　　　　　　图 7-6D

图 7-6E

　　图 7-6A、B 为发病第 3 天胸部 CT 检查示双肺纹理增粗，双肺多发斑片影，边界不清，右肺下叶为著，右肺下叶可见实变；图 7-6C、D 为 AI 辅助诊断系统圈选病变范围，AI 定量分析肺内病变体积占比为 4.02%；图 7-6E 为该患者胸部 CT 密度分布图。

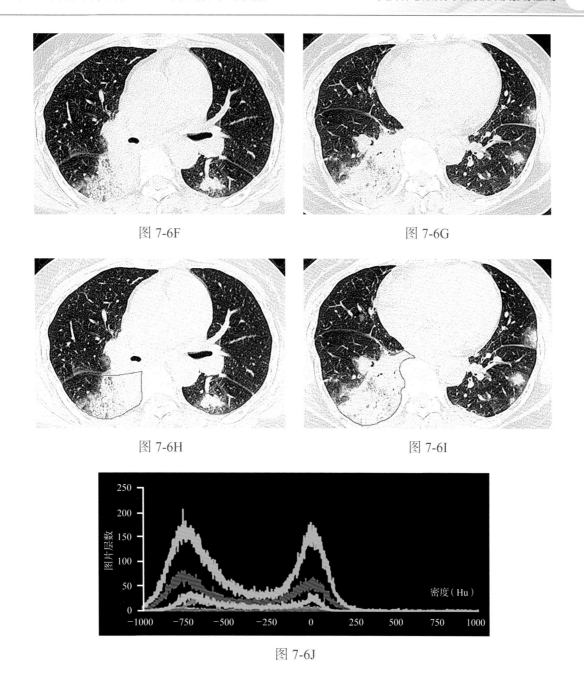

图 7-6F　　　　　　　　　　　　　　　　　图 7-6G

图 7-6H　　　　　　　　　　　　　　　　　图 7-6I

图 7-6J

　　图 7-6F、G 为发病第 4 天（发病 6 天进展为重型）胸部 CT 检查示双肺纹理增粗、紊乱，双肺多发斑片影，边界不清，右肺下叶为著，双肺病灶较前增多、范围较前明显增大；图 7-6H、I 为 AI 辅助诊断系统圈选病变范围，AI 定量分析肺内病变体积占比为 16.91%（较首次 CT 进展了 12.89%）；图 7-6J 为该患者胸部 CT 密度分布图。

（杨彦鸿　张　辉　单　飞）

# 第 8 章　SARS-CoV-2 Delta 变异株感染的康复期 CMR 表现

目前，Delta 变异株的相关重点研究，多集中在危重症患者的急性呼吸系统并发症。然而，国外也有一系列的病例报告表明，COVID-19 对心血管系统有着重大影响，会增加原有心脏疾病患者发生心力衰竭的风险，以及在危重症患者中出现肌钙蛋白升高。有报道通过心脏磁共振（cardiovascular MR，CMR）评价 COVID-19 相关心脏病变，提示 COVID-19 患者可出现心肌的间质水肿、弥漫性延迟强化、心室功能不全和心包积液等。

对疑似急性心肌炎和心肌病的患者，CMR 具有较好的临床应用价值。此次对本土感染 Delta 变异株后康复患者早期识别心肌损伤，并进行及早干预能够显著改善 Delta 变异株感染患者的临床结局，但因 CMR 检查时间过长，重症患者难以配合，故入组患者多为轻型及普通型，具有一定局限性。

**病例 8-1**

患者，男，66 岁，因"咳嗽、咳痰 5 天"入院，有疫区接触史。入院时体温 36.8℃。实验室检查：外周血白细胞总数 4.73×10⁹/L、淋巴细胞计数 1.42×10⁹/L、C- 反应蛋白<10mg/L，超敏肌钙蛋白 5.2pg/ml，B 型钠尿肽 30ng/L。入院临床诊断为新型冠状病毒肺炎（普通型）；入院第 30 天行 CMR 检查，如图 8-1A～H 所示。

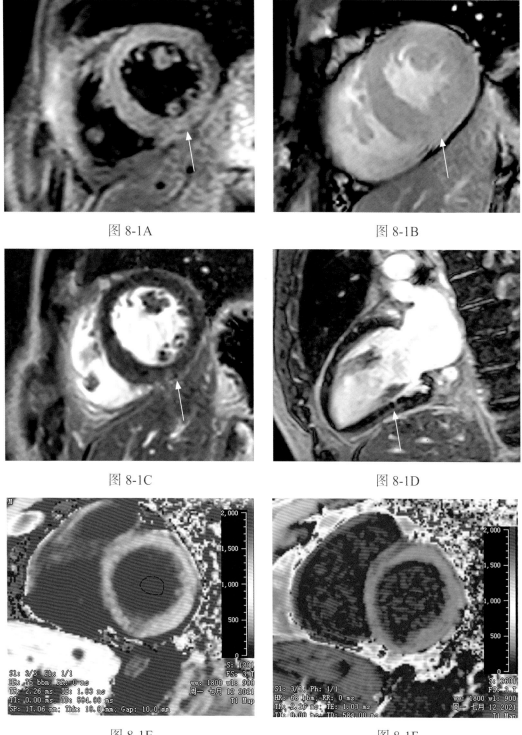

图 8-1A

图 8-1B

图 8-1C

图 8-1D

图 8-1E

图 8-1F

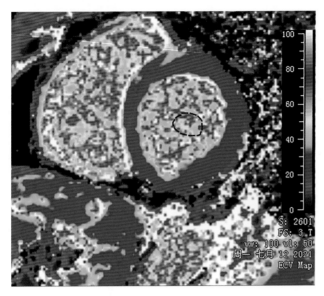

图 8-1G

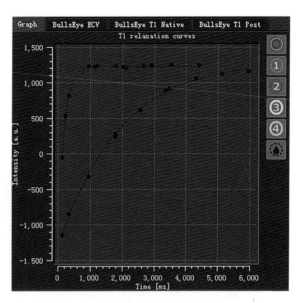

图 8-1H

　　左室短轴 $T_2$-STIR 压脂像示心室中部水平下侧壁局灶性高信号影（图 8-1A 箭示）；早期打药后短轴电影图像示相同位置信号稍高，提示早期强化、心肌充血（图 8-1B 箭示）；钆延迟强化示相同位置心肌中层 - 心外膜下局灶性斑片状、线状延迟强化（图 8-1C、D 箭示）；纵向弛豫时间定向成像（$T_1$-mapping）示左心室整体打药前 $T_1$ 值为 1360ms，考虑 $T_1$ 值升高（图 8-1E）；增强后 $T_1$ 值为 372ms（图 8-1F）；心肌细胞外容积分数 ECV 为 24.7%（图 8-1G）；$T_1$ 弛豫曲线（图 8-1H）。

## 病例 8-2

　　患者，女，45 岁，因"发热 6 天，咳嗽 2 天，新型冠状病毒核酸检测阳性 1 天"入院，有疫区接触史。入院时体温 37.4℃。实验室检查：外周血白细胞总数 $4.08 \times 10^9$/L、淋巴细胞计数 $1.50 \times 10^9$/L、C- 反应蛋白<10mg/L，超敏肌钙蛋白 0.1pg/ml，B 型钠尿肽 9ng/L。入院时临床诊断为新型冠状病毒肺炎（轻型）；入院第 29 天行 CMR 检查，如图 8-2A～H 所示。

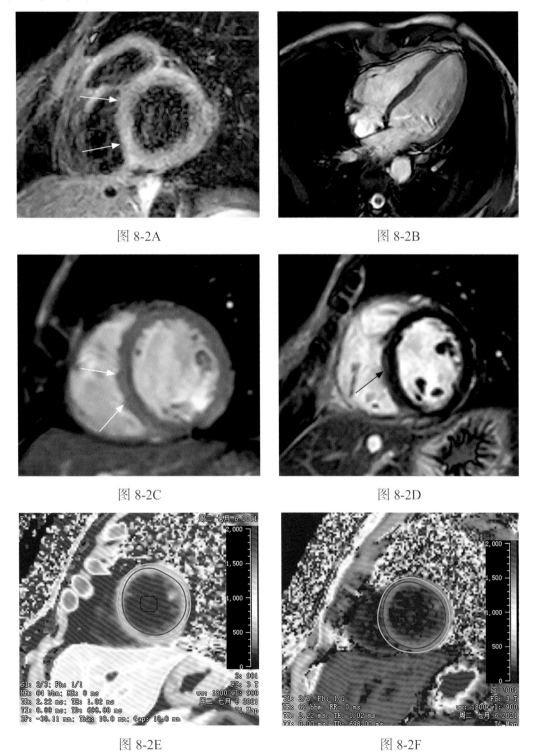

图 8-2A

图 8-2B

图 8-2C

图 8-2D

图 8-2E

图 8-2F

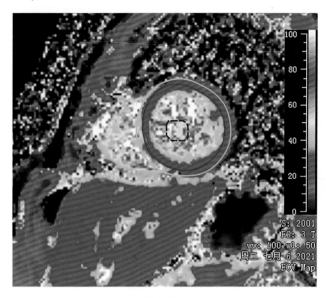

图 8-2G

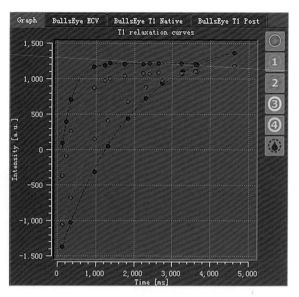

图 8-2H

　　左室短轴 $T_2$-STIR 压脂像示心室中部水平前壁、室间隔处呈高信号（图 8-2A 箭示）；四腔长轴位示心脏未见明显异常信号（图 8-2B）；早期打药后短轴电影图像示相同水平室间隔壁心肌中层 – 外膜下线样高信号影，提示早期强化、心肌充血（图 8-2C 箭示）；钆延迟强化示室间隔心肌中层 – 心外膜下线样延迟强化（图 8-2D 箭示）；$T_1$-mapping 示左心室整体打药前 $T_1$ 值为 1295ms，考虑 $T_1$ 值略升高（图 8-2E）；增强后 $T_1$ 值为 324ms（图 8-2F）；心肌细胞外容积分数 ECV 为 31.7%（图 8-2G）；$T_1$ 弛豫曲线（图 8-2H）。

## 病例 8-3

　　患者，女，50 岁，因"咳嗽 3 天，咽痛 2 天，新型冠状病毒核酸检测阳性半天"入院，有疫区接触史。入院时体温 36.8℃。实验室检查：外周血白细胞总数 5.88×10⁹/L、淋巴细胞计数 2.54×10⁹/L、C- 反应蛋白＜10mg/L，超敏肌钙蛋白 1.8pg/ml，B 型钠尿肽 27ng/L。入院时临床诊断为新型冠状病毒肺炎（普通型）；入院第 35 天行 CMR 检查，如图 8-3A～H 所示。

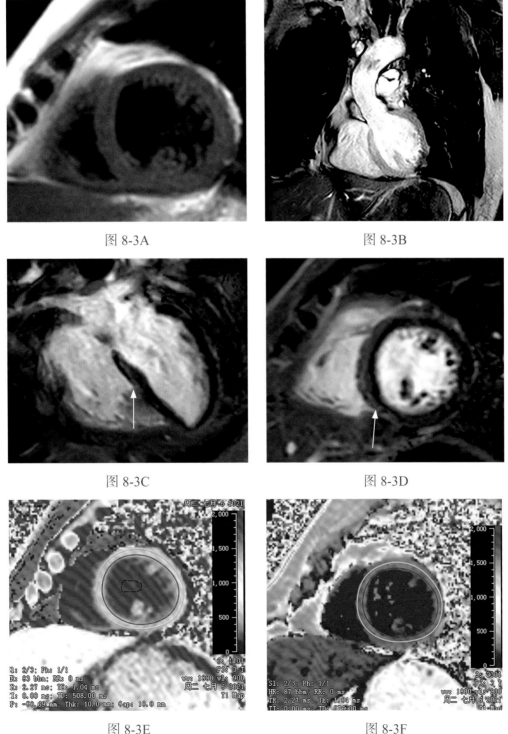

图 8-3A　　　　　　　　　　　　图 8-3B

图 8-3C　　　　　　　　　　　　图 8-3D

图 8-3E　　　　　　　　　　　　图 8-3F

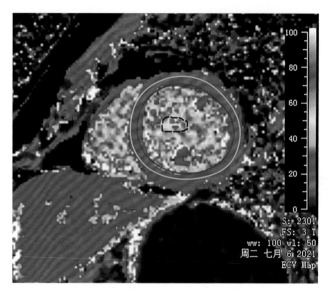

图 8-3G

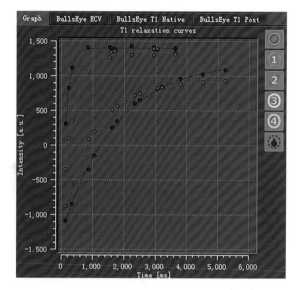

图 8-3H

左室短轴 $T_2$-STIR 压脂像心肌未见异常信号影（图 8-3A）；四腔心长轴（图 8-3B）及短轴（图 8-3C、D）钆延迟强化示左心室基底部至中部水平室间隔心肌中层 – 心外膜下线状延迟强化（箭示）；$T_1$-mapping 示左心室整体打药前 $T_1$ 值为 1271ms（图 8-3E）；增强后 $T_1$ 值为 312ms（图 8-3F）；心肌细胞外容积分数 ECV 为 22.9%（图 8-3G）；$T_1$ 弛豫曲线（图 8-3H）。

## 病例 8-4

患者，女，36 岁，因"新型冠状病毒核酸复核阳性 1 天"入院，有疫区接触史。入院时体温 36.8℃。实验室检查：外周血白细胞总数 $6.10×10^9$/L、淋巴细胞计数 $1.70×10^9$/L、C- 反应蛋白＜10mg/L。入院时临床诊断为新型冠状病毒肺炎（普通型）。入院第 32 天行 CMR 检查，如图 8-4A～H 所示。

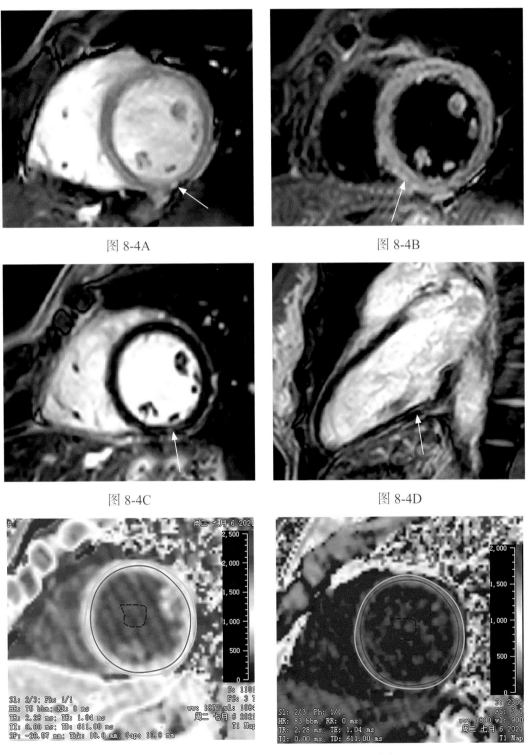

图 8-4A　　　　　　　　　　　图 8-4B

图 8-4C　　　　　　　　　　　图 8-4D

图 8-4E　　　　　　　　　　　图 8-4F

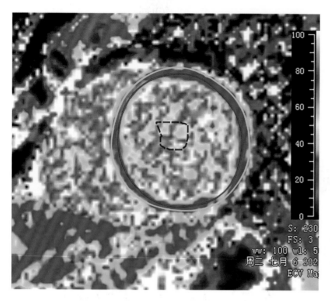

图 8-4G

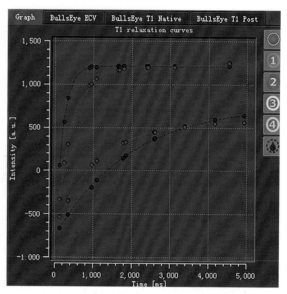

图 8-4H

　　左室短轴电影序列示近乳头肌水平下侧壁局部心肌信号增高（图 8-4A 箭示）；左室短轴 $T_2$-STIR 压脂像示相应位置局部心肌信号增高（图 8-4B 箭示）；短轴（图 8-4C）及左室两腔心长轴（图 8-4D）PSIR（相位敏感反转恢复序列）示相应位置心肌中层线状延迟强化（箭示）；$T_1$-mapping 示左心室整体打药前 $T_1$ 值为 1334ms，考虑 $T_1$ 值升高（图 8-4E）；增强后 $T_1$ 值为 315ms（图 8-4F）；心肌细胞外容积分数 ECV 为 32%（图 8-4G）；$T_1$ 弛豫曲线（图 8-4H）。

## 病例 8-5

　　患者，女，52 岁，因"咳嗽半天"入院，有疫区接触史。入院时体温 36.9℃。实验室检查：外周血白细胞总数 7.23×10⁹/L、淋巴细胞计数 3.48×10⁹/L、C- 反应蛋白＜10mg/L。入院时临床诊断为新型冠状病毒肺炎（普通型）。入院第 44 天行 CMR 检查，如图 8-5A～H 所示。

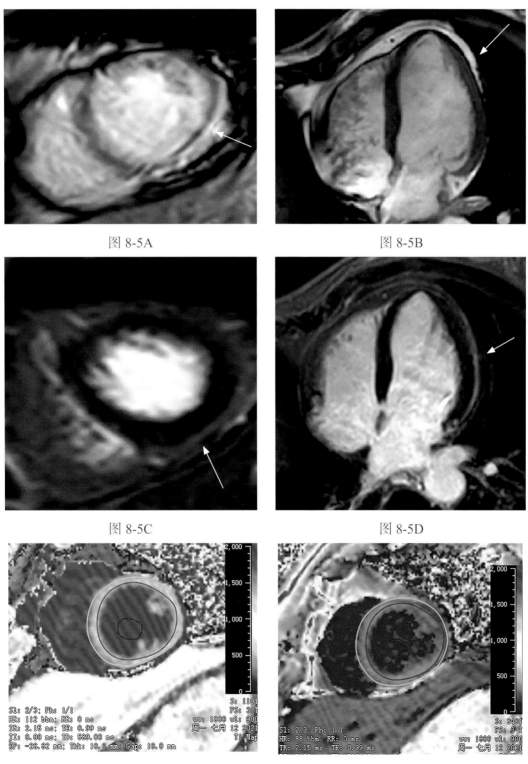

图 8-5A

图 8-5B

图 8-5C

图 8-5D

图 8-5E

图 8-5F

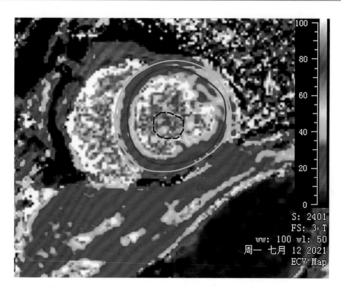

图 8-5G

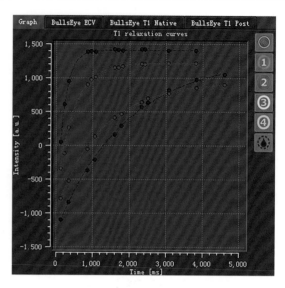

图 8-5H

　　左室短轴（图 8-5A）及四腔心长轴（图 8-5B）电影图像示左心室心尖水平游离壁少许心包积液（箭示）；短轴（图 8-5C）及四腔心长轴（图 8-5D）钆延迟强化示相应水平游离壁心包线状延迟强化（箭示）；$T_1$-mapping 示左心室整体打药前 $T_1$ 值为 1338ms，考虑 $T_1$ 值升高（图 8-5E）；增强后 $T_1$ 值为 327ms（图 8-5F）；心肌细胞外容积分数 ECV 为 33%（图 8-5G）；$T_1$ 弛豫曲线（图 8-5H）。

（江　芮　韦小玉　谭泽坤　刘　辉　张　辉　张烈光　蔡水江）